「眠る力」を呼び戻す!

名医が教える不眠症に打ち克つ本

Stop worrying about insomnia, and you are free from frustration.

日本大学医学部精神医学系
主任教授 内山 真 著

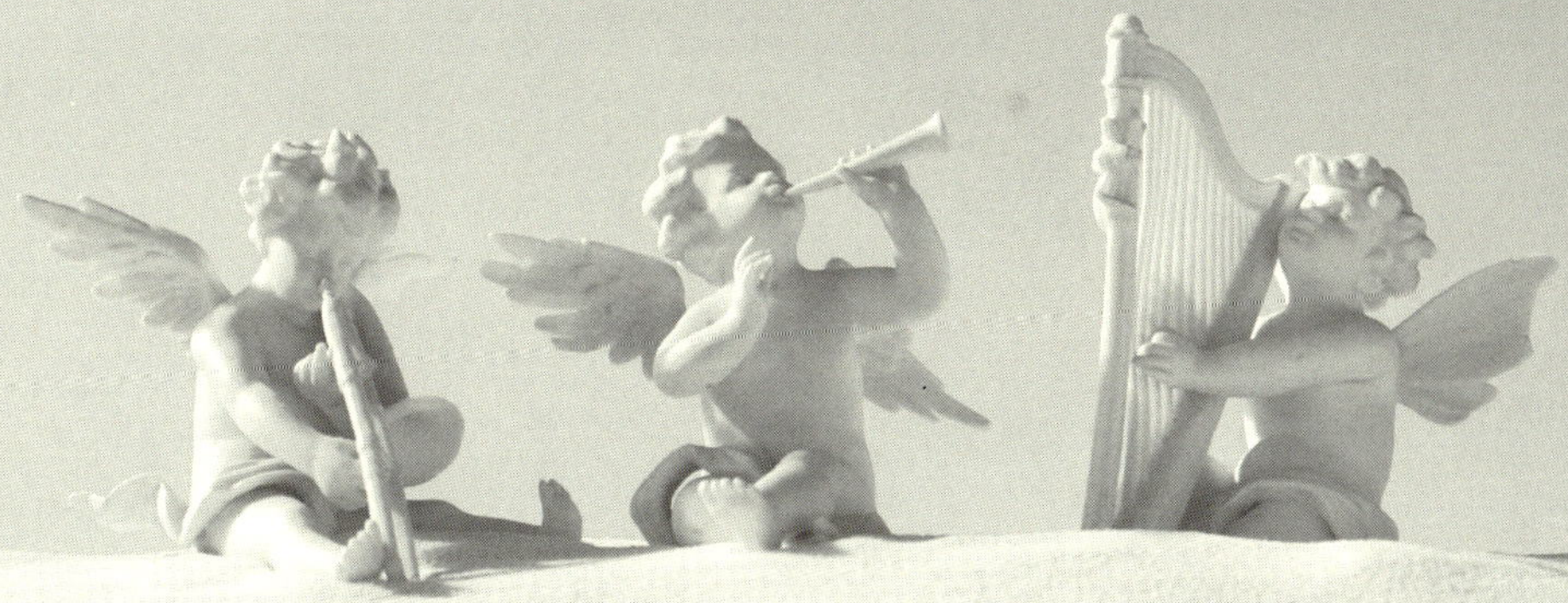

アーク出版

はじめに

自分の睡眠について詳しく知りたいと思っている人は多い。新聞や雑誌の健康面、テレビ番組などでも睡眠の話題が多くとりあげられている。

実際、急速に進む高齢化の中で不眠を始めとする睡眠障害に悩む人が増えている。睡眠時無呼吸症候群を放っておくと高血圧、糖尿病など生活習慣病の発症を促進し、心臓病、脳卒中を引き起こす。社会の24時間化に伴う夜勤や交代勤務により、睡眠不足や眠気に伴う事故が問題になっている。子供たちの生活の夜型化が発達に及ぼす影響についても指摘されている。

核家族化が進展し、お年寄りと身近に暮らしたことのない方たちが、自分自身も年をとり始めている。みな健康雑誌などで勉強していて、健康への関心は高い。こうした知識もあって、たとえ年はとっても活発で生き生きした生活を求めて意欲的である。ただ、年をとることの現実となると、たまに会う故郷の両親を通じてくらいしかわからない。だから、年をとると起こる体の変化について、なかなか想像がつかない。そのため、年齢による変化が受けとめにくく、睡眠の変化についても少しのことでなにか重大な病気ではないかと心配する方も多い。

このような背景もあり、6年前に『不眠と不安に打ち克つ本』を出版した。多くの励ましのお便りをいただいた。本の評判が良く、おかげさまで完売した。このため、少し足りない点を補って改訂することを勧められた。世の中を見ると、この間に睡眠に関する類書がたくさん出た。なかには、睡眠の問題で困っている人をかえって混乱させるようなものもあると感じた。もちろん進歩したこともある。さらに、私たちの国で自殺者が減らないという現状の中で、うつと睡眠についての関心も高まってきた。このため、全面的に書き替えることにした。

不眠の起こる仕組みについては、よりわかりやすくするため大幅に書き換えた。うつ病と不眠については新たに書き加えた。薬物療法の最新の進歩を取り入れ、新しく使われるようになった薬についても解説した。最近多くなった睡眠薬のやめ方についても具体的に記述した。前回と同様に、わかり易く書くことを心がけ、ふだんの診療で患者さんにお話ししていることをまとめることができた。

本書は、最初から読んでもすんなり読み進められるだろうし、目次を見て、興味のあるところから読んでもらってもよいと思う。どこから読んでもよくわかるように構成してある。プロローグをざっと読んでいただけると全体の内容と個々のテーマが実例を通してわかるようになっている。ぜひ、本書を読んで不眠についての心配が解消できたらと思う。

なかでも強調したいのが、不眠症になった場合、知識があってもひとりで解決できず、助けが必要なことも多い。だから、相談できる人を持つことが重要だ。そうした際、医師を受診していただきたい。こうした決断をするのにも本書は役立つと思う。

最後に、私の患者さんたちに感謝したい。私の研究は、すべて外来や病棟で患者さんから尋ねられた疑問や問題からスタートしているからだ。本書の制作に当たってはライターの金丸裕子さんにも感謝したい。途中でくじけそうになった時にも根気よく励まして本書を完成に導いてくれた。

よく眠れず、こころや体の不調を抱えている人たちのために役立つことを願う。

２０１０年11月

内山　真

3章◆不眠はうつと密接な関係がある。うつ病を疑うケースとは……83

4章◆体内時計のリズムの乱れが原因の不眠の解消法……97

コラム

カバー装丁／関原直子
本文レイアウト／ダーツ
本文イラスト／内山良治

プロローグ

不眠で苦しんでいるのは あなただけではない

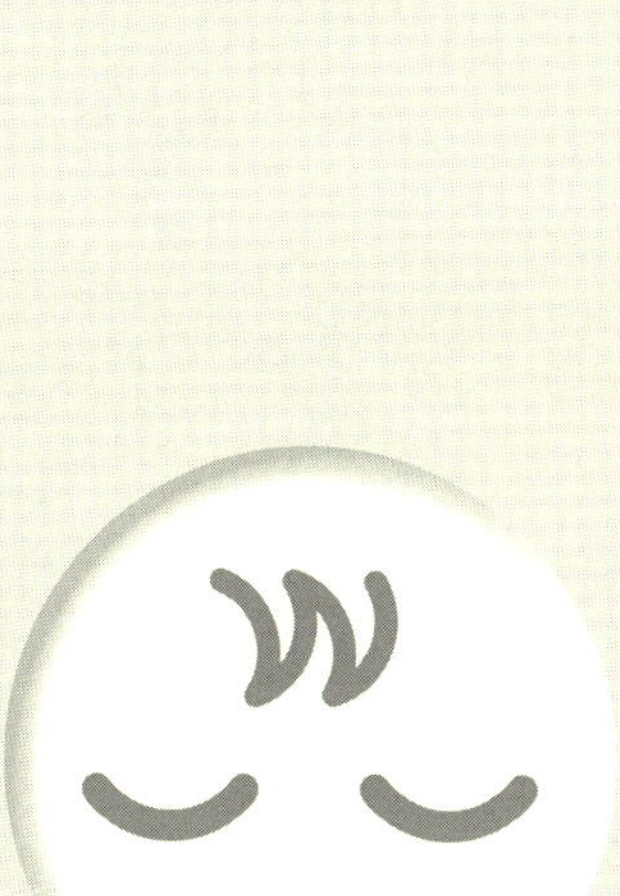

0-0

睡眠についてこんな悩みありませんか？

次の日のことを考えると寝つけない

入社10年目、係長に昇進した32歳の女性です。夜遅くまでよく働き、ふだんから睡眠不足ぎみなので、夜眠れないことがあるなど考えたこともありませんでした。大きな会議を取り仕切ることになり、その前々日、上司からこの会議が自分の将来に大きく影響すると言われたために、いろいろなことが気になり始めました。

それまではすんなり眠れたのに、夜になると会議のことが頭に浮かんできます。仕事をやり残していないか、ミスはないかなど、次から次へと心配事が頭に思い浮かんで眠れなくなりました。寝つきが悪いので、朝、会社に行っても何となく気分がすぐれません。大舞台を迎えるのに自信がなくなってきました。

今までこんなことはなかったのに、どうしたのでしょうか？

関連事項　一過性の不眠↓39ページ参照

早寝をしようと努力して、眠れなくなった

55歳の女性です。町会の役員になってから、町会の会議がある前日には決まって寝つきが悪く

なりました。

もともと夜は23時頃に寝床についていたのですが、そのうちに、今晩もまた眠れないのではないかと気になり、21時頃から寝床に入って準備をするようになりました。

そうすると、かえって寝つけず、ますます眠る自信がなくなってきました。一日中、眠りのことが気になるようになりました。睡眠不足を感じて、日曜日には昼まで寝ているようになりました。なぜ早寝はいけないのでしょうか?

関連事項　早寝によって引き起こされる不眠↓42ページ参照

▼長く眠ろうとしたら、眠りの質が低下した

60歳の男性です。定年退職後、健康のためにゆっくりと眠ろうと決意し、それまで午前0時頃に就寝し7時に起床していたのを、夕食を早くすませて眠る準備をし、22時前には寝床につくようにしました。とくにこれといった心配事があるわけではないのに、夜中に何度も目が覚めるようになりました。長く横になっているのに熟睡感がなく、朝の目覚めも悪くなりました。

定年退職をして時間が自由になったので長く眠ろうとしたのに、なぜこういうことになったのでしょうか?

関連事項　寝床の中で過ごす時間によって引き起こされる不眠↓44ページ参照

▼暗いところで目覚めると、不安がつのる

46歳の男性です。仕事が忙しく、部下につき合って残業をするような性格なので、最近はタバ

コの本数も増えてきました。会社の健康診断で血圧が高いことも指摘されました。

このところ夜中によく目覚めることがあります。いったん目覚めると、なかなか寝つけません。目をつぶって横になっていると体が休まるはずだと、じっとしていますが、かえって寝つけず、嫌なことを考えたり、翌日のことを心配して取り越し苦労が増えてきます。孤独感が強まりますます不安になってきます。

こうしたときに不安になるのは神経質すぎるのでしょうか？

関連事項　こころの不安によって引き起こされる不眠↓48ページ参照

▼極端な早寝、早起き

56歳の男性です。若い頃から生活は規則正しく、40代後半からは夜23時に就寝し、朝5時30分に起床していました。50歳を過ぎた頃から、夜眠くなるのが早くなってきました。

とくに野球のナイター中継が始まる春から秋にかけては、極端な早寝早起きになりました。夜20時には眠くなり、野球放送を最後まで見ていられません。朝は3時には目が覚めるようになりました。目覚めはよいのですが、朝早くから庭に出て植物の手入れなどをするので、家族からはうるさがられるようになりました。極端な早寝早起きでも日中の不調は感じませんが、どうして極端な早寝早起きになるのでしょうか？

関連事項　睡眠相前進症候群↓106ページ参照

▼昼夜逆転の習慣が治らない

16歳の男子高校生です。中学生の頃から、時々3時まで寝つけないことがありました。朝起きるのがつらくても、なんとか起床して登校していました。

高校2年の夏休みに、友人たちと夜に麻雀をするのに夢中になりました。夏休み中、朝6時頃に寝床に入り、15時頃に起きるという完全に昼夜逆転した生活が続きました。9月になり、ほかの麻雀仲間は朝型の生活に戻すことができました。

しかし、この16歳の男性は、戻そうと努力しても明け方4時まで寝つくことができず、いったん寝つくと12時まで起きられなくなりました。その結果、毎日のように遅刻することになりました。昼夜逆転の習慣は治せるのでしょうか？

関連事項　睡眠相後退症候群→98ページ参照

▼連日の睡眠不足で、朝起きられない

34歳の男性です。チェーン展開する外食産業で働いています。1年前に視察指導職に抜擢されました。各チェーン店を回り、朝6時前から24時まで視察指導を行います。3日間仕事をして1日休むというスケジュールですが、高いテンションを要求される仕事です。

半年前から、月に1～2回、仕事の日であるにもかかわらず、朝起きられず24時間以上眠り続けるようになりました。仕事に対するモチベーションが下がったのではと自らを責めるようになりました。

どうしてこういうことになったのでしょうか？

関連事項　睡眠不足症候群→27ページ参照

▼朝、寝床から出るのがつらい

48歳の公務員の男性です。半年前から時々朝早く目が覚め、朝までうつらうつらと過ごすようになりました。そのような日には、疲れが残っているようで、朝目覚めているのに何となく寝床から出るのがつらく感じられます。

1ヶ月ほど前、妻から「最近新聞を読まなくなったね」と指摘されました。仕事への自信がなくなり、何となく元気もないような気がして、焦りを感じてきました。

夜はなるべく早寝を心がけています。寝つきは今までどおりすんなりいきますが、3～4時頃に目覚めてしまい、そこからはほとんど眠っていない状態です。

朝ごはんを食べる気もしません。朝食後、ソファに座ってしまうと腰を上げるのがおっくうで、どこか体の具合いが悪いのではないかと思いました。内科医を受診しましたが、血液検査などでは異常はないといわれてしまいました。ほんとうにどこも悪くないのでしょうか?

関連事項　うつ病→84ページ参照

▼月経数日前になると不眠と憂うつ感が出る

26歳の女性です。24歳頃から、月経の数日前から寝つきが悪くなり、寝床に入っても2時間ほど眠れない状態が続きました。睡眠も全体的に浅く、日中には眠気に悩まされるようになりました。憂うつ感も見られます。

時々、夜眠れずに、日中の眠気がひどい時期になると甘い菓子パンが無性に食べたくなります。いつもはそれほど甘いものを食べないのに、このときはたくさん食べてしまうのです。月経の2日目からはこうした症状がすっと消えてしまうのですが、月経の数日前にはまた同じ症状が出るということを繰り返しています。

これからもずっとこのようなつらさが続くのでしょうか?

関連事項　月経前不眠症↓128ページ参照

▼秋分を過ぎると、朝起きるのがつらくなる

25歳の女性です。冬は苦手なほうだと以前から思っていました。大学に入った頃から、秋分の日を過ぎると、食欲が旺盛になってきました。とくにパンやご飯など主食をたくさん食べるようになってしまいました。11月の終わり頃になると、朝起きるのがつらくなります。毎日のように8~9時間眠っていても寝床から出にくく、全体的に睡眠が浅い感じがします。12月半ば頃になると体がだるく、何をやるにも能率が悪く、いろんなことに対する自信がなくなりました。体重も6~7キロ増えてしまう。2~3月になると食欲も減り、朝もだいぶ起きられるようになり、4月になると回復する。増えた体重も夏になると戻る。こうした状態が19歳から6年にわたり続いています。

季節的なこころと体の不調はこれからも続くのでしょうか?

関連事項　季節性うつ↓89ページ参照

0-1

成人の5人に1人が悩む〝国民病〟

●不眠が国民病となった原因は？

寝床で眠ろうとしながらも眠れないで、悶々と過ごすのはつらいものです。「今ごろは誰もが眠っているのに、なぜ私だけ眠れないの」「この苦しさは誰にも理解してもらえない」と孤独感を味わうことになります。このように不眠に悩む人は、どうしても「自分だけが…」と考えがちですが、眠りに不満を抱えている人は意外に多いものです。

たとえば、２００７（平成19）年、日本全国約８０００人を対象に厚労省が実施した調査によると、「朝起きても熟睡感のない人」が約23％、「朝早く目覚めてしまう人」が19％、「夜中に何度も目が覚める人」が約17％、「なかなか寝つけない人」が約12％という結果が出ました。

別の調査も見てみましょう。健康・体力づくり事業財団が１９９７年に成人を対象に実施した全国調査でも、「なんらかの不眠がある」と訴える人が21・４％にのぼり、成人の５人に１人が不眠に悩んでいることがわかります。

こうした調査などから、不眠を感じている人は推計で１５００万～２０００万人。このうち睡眠薬を飲んでいる人も４００万人にのぼることがわかりました。不眠の背景には、人口の高齢化、ライフスタイルの多様化、〝24時間社会〟における生活リズムの乱れ、ストレスなどの原因が考えられます。不眠は現代社会が生んだ国民病。悩んでいるのはあなただけではないのです。

●睡眠の状況●

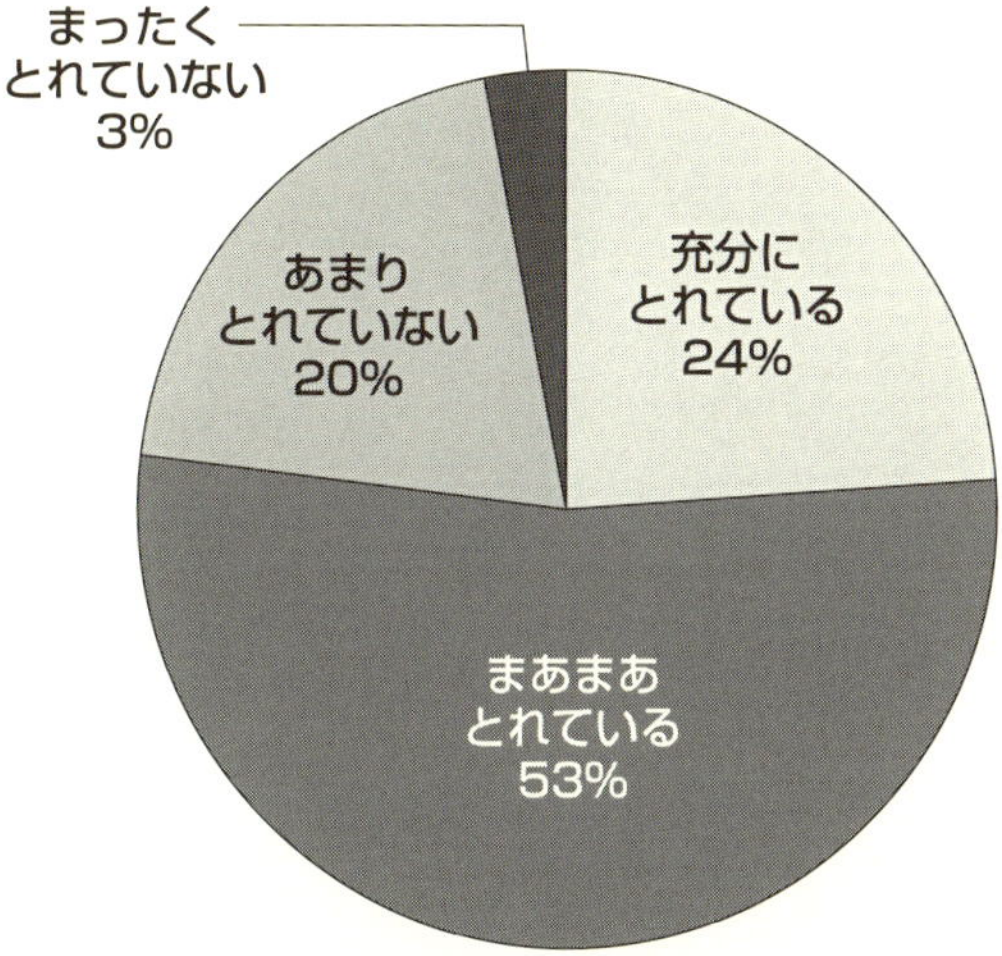

●夜、眠りにつきにくい●

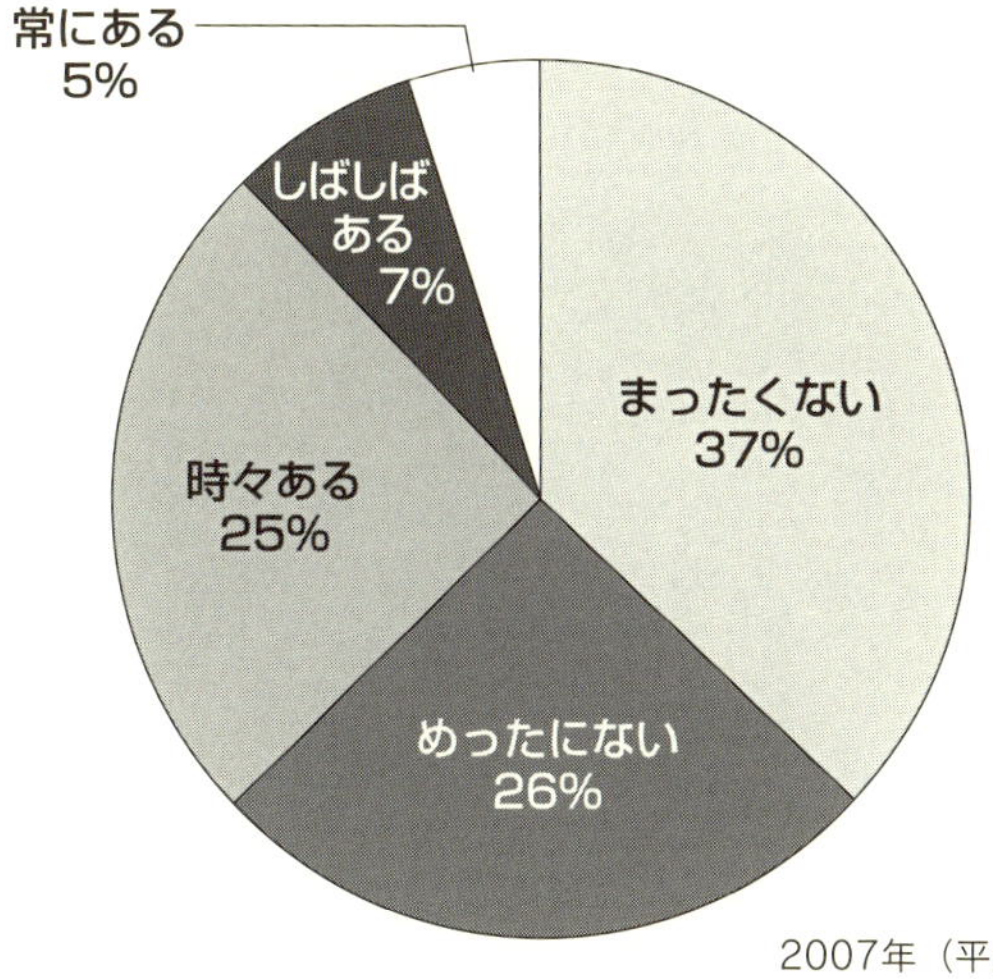

2007年（平成19）年厚労省調査
8116人を対象に実施

0-2

睡眠も年をとる。「若い頃と同じように眠れない」は当たり前

●中高年になると増える不眠

「退職してゆとりができたら、かえってぐっすり眠れなくなった」と相談に来られる方がいらっしゃいます。よく話を聞くと、定年や子供の独立で時間が自由になり、睡眠不足だったぶんを取り戻そうと夜の10時には寝床について、朝は7時まで9時間も寝床で過ごしているというのです。若い頃に比べて体力の低下を感じるからこそ、そのぶん余計に眠れば体力を回復させられるという気持ちになってしまうのです。健康のことを意識して、もっともっと睡眠時間をとらなくてはと思ってしまうのです。

しかし、年をとれば体と同じように睡眠も年をとるのです。若い頃と同じようにぐっすり眠ることができなくなってきます。お年寄りと暮らしたことのない核家族の方たちが多くなってきているからでしょうか。年をとったために現れる体の変化についてなかなか気づかず、若い時と同じように眠れると思ってしまいがちなのです。

しかし、おじいさん、おばあさんと暮らしたことのある方は、彼らが夜中に目が覚めてラジオを聴いていたり、たまにテレビを見ていたり、日記を書いて過ごす姿を見慣れていることでしょう。若い頃とくらべると、全体的に睡眠は浅くなって眠れる時間が少しずつ減ってくるのがふつうなのです。

健康な人が正味夜どれだけ眠っているかを脳波で調べると、10代では8時間ですが、20～30代では7時間程度になり、そのあと少しずつ短くなっていき、65歳を超えると6時間、70代には6時間を割ります。年をとると生活スタイルが変化し、日中に消費するエネルギーが少しずつ減ってきて、回復のために体が要求する睡眠時間が短くなってくるのです。

体が欲しているのが6・5時間くらいなのに8時間も寝床の上で過ごすと、1・5時間だけ目覚めて眠れない時間ができます。その時間の差が不眠の状態となって現れ、「ぐっすり眠れない」という不満となるのです。こういう場合には、年相応の睡眠時間に合わせて、少し「遅寝早起き」にして、寝床にいる時間を短くしてみることが大切です。

●眠れる時間は年齢とともに短くなる●

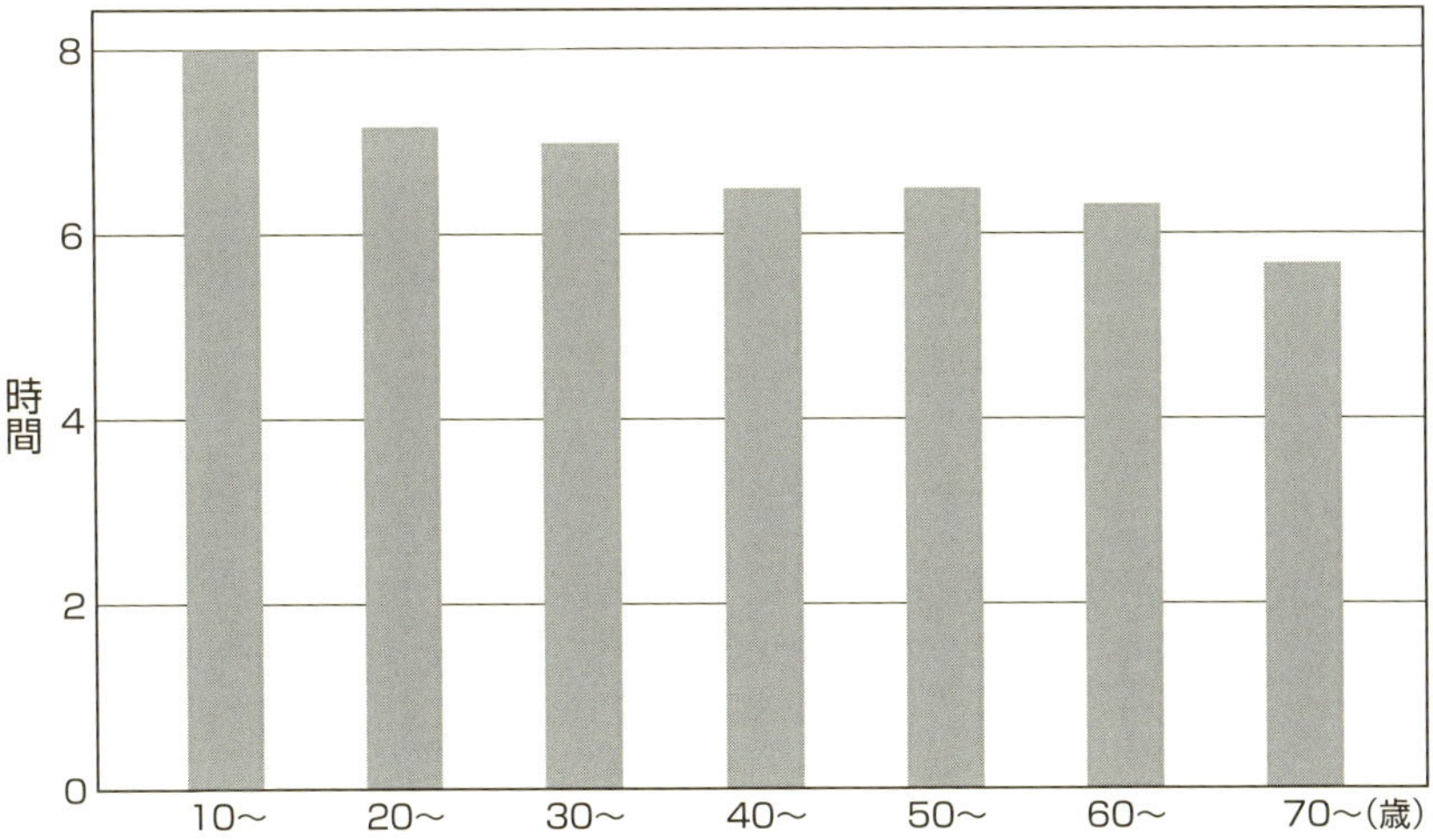

米国のロフワーグによる調査（1966年）。実際に眠った時間を脳波により測定

●年をとってからの睡眠の変化に悩まない

よく見られる不眠の症状に、寝床に入って苦しむ「入眠障害」があります。本当はまだ眠くないのに、無理に眠ろうとすることが原因のひとつです。他にも精神的ストレスによって頭が冴えてしまい眠りが妨げられている場合や、夜更かしの癖がついて、早く寝床についた時に見られることもあります。

不眠の症状のなかでも、年齢とともに多くなるのが、夜中に目が覚めてしまう「中途覚醒」と、朝早く目が覚めてしまう「早朝覚醒」です。

「中途覚醒」は年齢とともに、眠りが全体に浅くなって、夜中に何度も目が覚めやすくなる症状です。とくに前立腺肥大、過敏性膀胱などで、夜中に尿意を催すことが目の覚める原因になっていることもあります。

「中途覚醒」が一晩に3〜4回あると、多くの人は苦痛を感じるようになります。

また、トイレに起きてもそのまま眠りにつければあまり苦痛は感じられないのですが、いったん目覚めたあとになかなか眠れないと、つらさが増していきます。たいていの場合、体が安まると思って横になって目をつぶって過ごします。寝床でじっとしていてもなかなか寝つけず、いろいろと考えごとをしてしまい、つらく感じてしまうのです。

朝早く目覚め、夜は早い時間に眠くなる「早朝覚醒」も、年齢とともに増えてきます。実際、年をとるにしたがって生活が朝型化してくる人は多いものです。ただし、年をとって朝が早くなってくるのには個人差があり、同じ年だからといって同じように朝型化してくるわけではありませんし、どうも女性より男性のほうが早くから朝型化が起こってくるので、夫婦でも睡眠帯のずれが生じることがよくあります。

いずれにせよ「年をとると睡眠は変化する」ことを理解して、あまりくよくよ悩まないようにするのはとても大切なことです。ただし夜寝床の中で眠れないで過ごすと、日中の不調につながることも事実です。こうしたことは日常生活に支障を来たす原因となるので、自分の睡眠の特徴をよく知り、この本に書いてあるような生活の工夫をし、場合によっては専門医に相談し、適切に対応するようにしましょう。

運動神経や感覚神経などで、異常な感覚や、意思とは関係なく起こってしまう手脚の動きによって夜眠れなくなってくる病気や、呼吸が止まってしまう睡眠時無呼吸症候群などの病気が背景にある場合もあるので、こうした面での注意も必要です。

0-3

睡眠時間は何時間が適当なのか？

●以前は「8時間」が定説だったが…

ナポレオンは睡眠時間が3時間だった。アインシュタインは12時間眠っていた――。こうした睡眠の特徴とその人の才能を結びつける考えがあります。世の中には優れた業績を残した科学者や政治家はたくさんいますが、彼らの睡眠時間はこんなに極端なものではなかったと思います。睡眠時間には個人差が大きく、人それぞれ適切な時間は違うということがわかってきました。以前は「8時間は眠らなければ」と定説のように言われましたが、大人になったら毎晩8時間眠れる人は非常に少ないのです。

一般に成人の睡眠時間は7時間前後ですが、なかには6時間で十分という人もいます。たとえ6時間でも、日中に眠気で困らず、すっきりと過ごせるなら睡眠は足りていると考えてよいでしょう。反対に日中の眠気がひどかったり、平日と比べて休日に3時間以上も余分に眠らないといられないというのなら、睡眠不足があるのでしょう。

では、日中に眠くならなければ、睡眠時間がいくら短くてもかまわないのかといえば、そうではありません。睡眠時間を4時間に制限して6日間生活すると、疲労やストレスが蓄積して、健康な人でも血糖値のコントロールが悪くなるという実験結果があります。残業時間の長い人や、夜になると元気になってつい遊んでしまう夜型タイプの人などは、朝学校や会社に行く時刻が決まっているので、社会生活のなかで睡眠不足になりやすい傾向があります。このような睡眠不足はこころや体に悪い影響を及ぼします。病気から身を守るためには、生活の見直しが必要です。

●自覚がない睡眠不足には要注意

仕事や勉強、ときにはゲームなどの遊びに夢中になるあまり、睡眠時間が極度に足りない状態が続くことがあります。気持ちに張りがあるせいか、睡眠不足だという自覚はないのですが、午後になるとひどい眠気に悩むことになります。こうした日中の過度の眠気が毎日続くようになると、「睡眠不足症候群」と呼ばれる睡眠障害の疑いがでてきます。「睡眠不足症候群」には、休日など仕事から解放される日の睡眠時間が極端に長くなるという特徴もあります。

日中の眠気だけでなく、集中力の低下、注意散漫、活力の減退、いらいら感などが出やすいなどのため、ケアレスミスや事故を引き起こす危険性も高くなります。時にはついウトウト、ということも少なくないのです。

こうした睡眠障害に気づかないと、大きな事故につながりかねません。１９８０年代のアラスカ沖タンカー座礁事故、スペースシャトルチャレンジャー号の事故原因も、睡眠不足によるヒューマンエラーが大きく関係していました。睡眠不足の怖さを示すものです。

0-4

睡眠不足・不眠はさまざまな病気と密接なつながりがある

●睡眠不足、不眠症とメタボリックシンドローム

不眠とは、寝床に入って眠ろうと思っても眠れないことに苦痛を感じていることです。一方、睡眠不足は、仕事や勉強、あるいは遊びのために睡眠時間が確保できない状態のことです。つまり、本人の意思で眠ろうとしないため、睡眠が不足しているのです。睡眠がどれだけ重要かということを理解していないために、睡眠不足が起きるのです。

睡眠不足が続くと困った問題が生じてきます。たとえば体や脳の休息、さまざまなホルモンの分泌、免疫力の強化といった睡眠によって得られる働きを十分に享受できなくなります。その結果、いろいろな不調が起きてくるのです。

たとえば日中の眠気や作業能力の低下、注意散漫、倦怠感、疲れやすさなどといった症状も、睡眠不足があると必ず出てきます。このことは、仕事上のミスや事故の発生などに関連します。また免疫力が低下すると、病気になりやすくなります。風邪などを引きやすくなったり、頭痛や胃腸の不快感、食欲不振などを招くこともあります。

もともと病気をもっている人は、その症状がひどくなることもあります。

たとえば食事をすると血糖値が上がります。健康な人なら膵臓から分泌されるインスリンというホルモンの働きで正常値に戻るのですが、この血糖値を正常に保つ働きを耐糖能といいます。

睡眠を極端に短くすると、もともと健康な人でも耐糖能が低下します。このため、糖尿病になりやすくなったり、糖尿病を患っている人はさらに悪化させる可能性が出てきます。

最近では、睡眠不足と肥満の関係も科学的にわかってきました。10年ほど前に発見されたレプチンというホルモンは、脳の奥にある満腹中枢に作用して満腹感を起こさせます。ところが、睡眠不足が続くと、レプチンの分泌低下が起こり、満腹感が得られなくなるだけでなく、食欲増強ホルモンであるグレリンを増やして「もっと食べたい」という要求を高めます。つまり、睡眠不足が肥満を増長するのです。

よく耳にするメタボリックシンドロームとは、ぽっこりとお腹がふくれる内臓脂肪型肥満に加え、高脂血症、高血圧、高血糖などの危険因子を併せ持つ状態をいいます。これらの危険因子が重なり合っている場合、それぞれが軽度であっても、動脈硬化が進み、脳疾患や心臓疾

●睡眠の問題と糖尿病の関連●

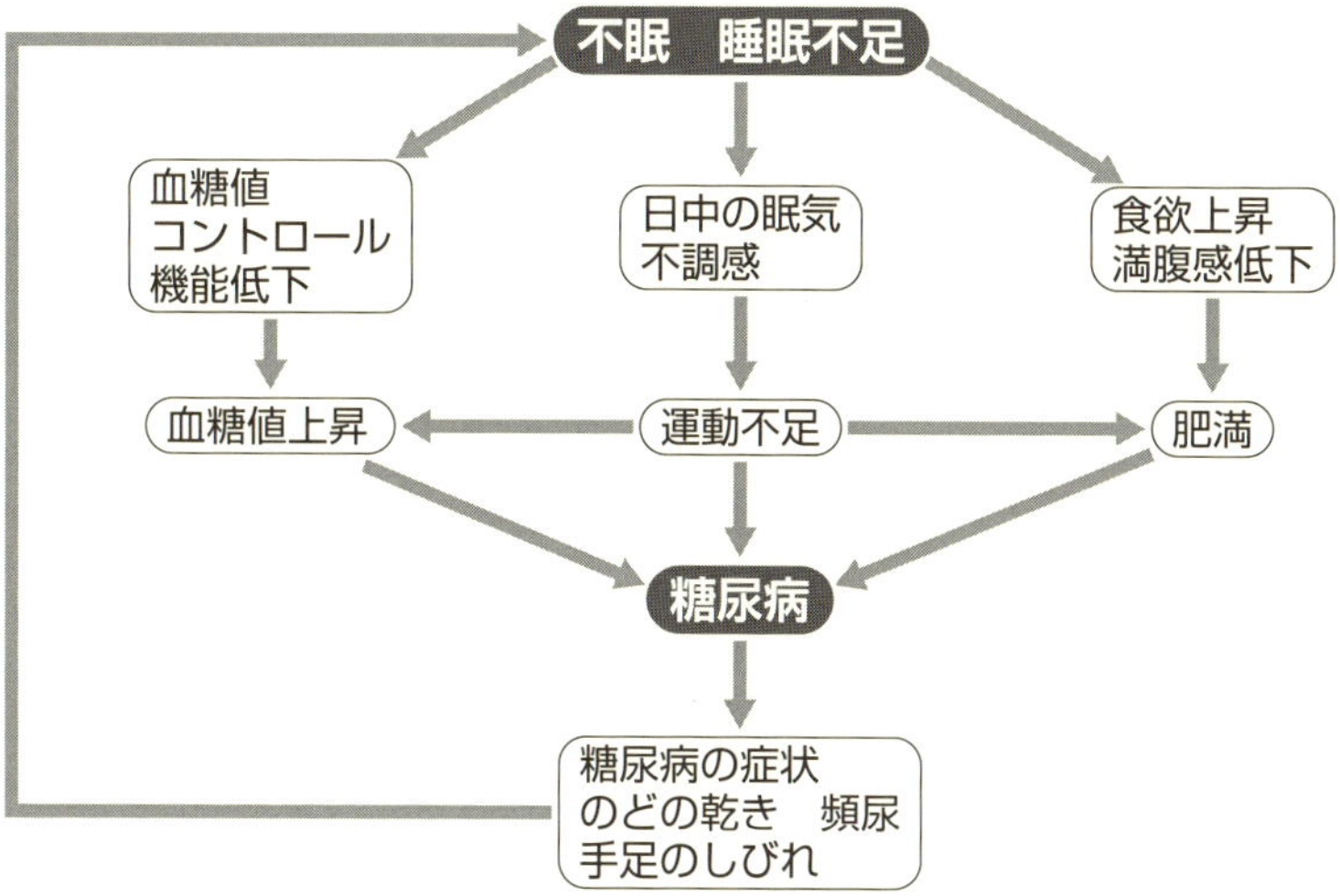

「日本人の睡眠の特徴――国際睡眠疫学調査の結果を踏まえて」（内山 真：「医学のあゆみ205」）より作成

患などさまざまな病気が引き起こされやすくなるのです。

このように睡眠不足は、高血圧や糖尿病を発生しやすくするだけでなく、メタボリックシンドロームにもつながる危険因子であることがおわかりいただけるでしょう。

冒頭でお話ししたとおり、不眠症とは眠りたくても眠れないことに苦しみを感じている状態です。糖尿病や高血圧の症状が不眠を引き起こすこともあります。糖尿病による喉の渇きや夜間頻尿、高血圧によるイライラ感や頭痛、動悸などの症状が、睡眠障害や中途覚醒を引き起こすのです。

さらに、睡眠不足を繰り返していると、うつ病になりやすくなるのではと考えられるようになってきました（後述参照）。交代勤務を長く続けている人は、うつ病になりやすいという報告もあります。これは睡眠不足が影響していると考えられます。

●睡眠の問題と高血圧の関連●

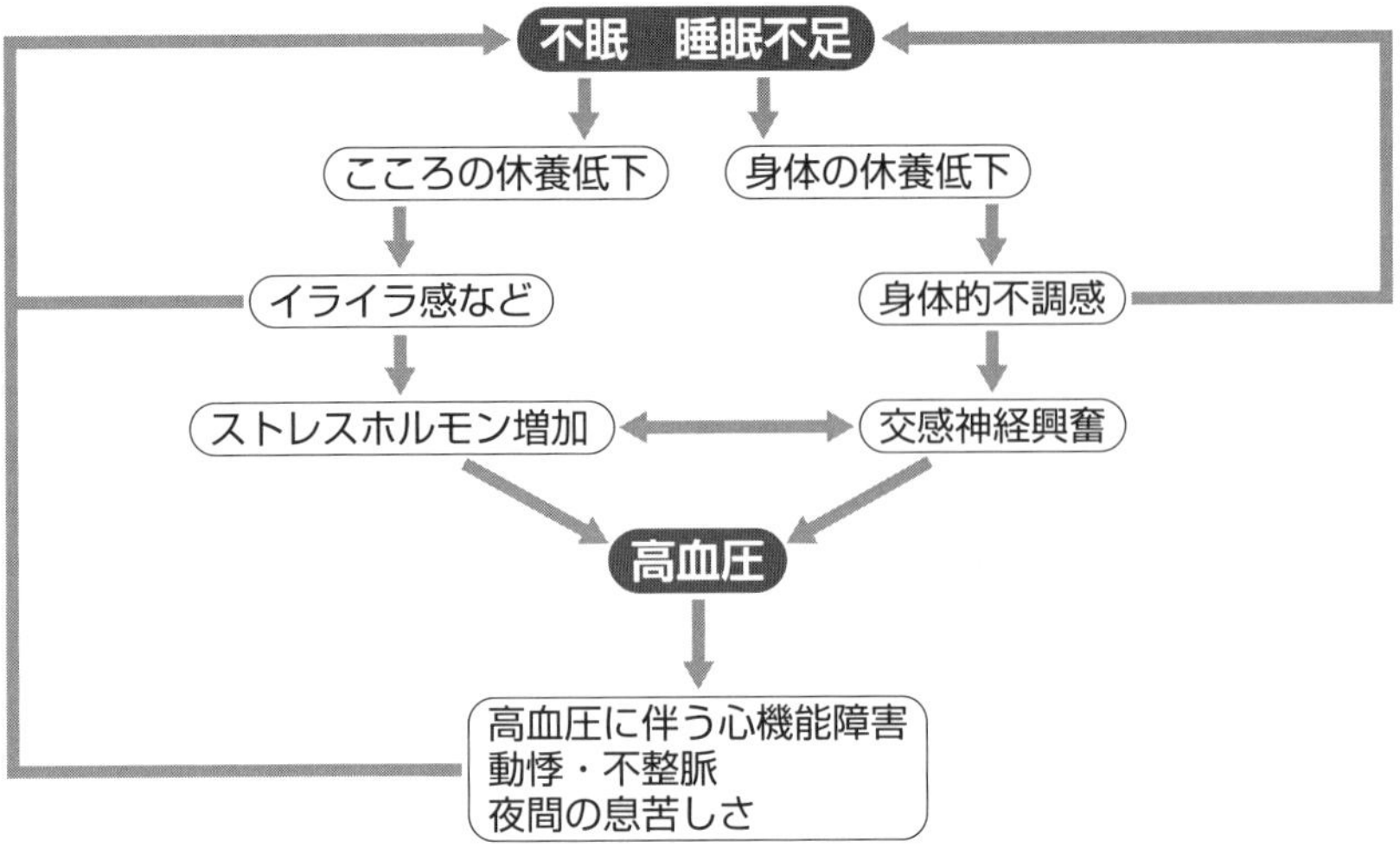

「日本人の睡眠の特徴――国際睡眠疫学調査の結果を踏まえて」（内山 真：「医学のあゆみ205」）より作成

●不眠は「うつ病」のサインの一つ

「調子が悪いのはすべて眠れないから。不眠症が治れば解決する」と思って診察にくる方がいらっしゃいます。よく話をうかがうと、実は「うつ病」が原因だったということがあります。うつ病は、気分がすぐれず、物事への関心がなくなり、楽しかったことに喜びを見いだせなくなる病気です。こうした気持ちの面の症状だけでなく、ほとんどの人で不眠を伴うことがわかっています。

つまり不眠は、うつ病のサインの一つなのです。軽いうつ病では、不眠、全身倦怠感などの肉体的な症状を感じるだけで、憂うつな気分までは自覚できないことがあります。そこでうつ病が見逃されると、さらに悪化してしまうことになります。うつ病が進んでいるために眠りの質が悪くなり、日中の調子も同時に悪くなっているのに、これは不眠が悪化したから気分が悪くなったんだと感じてしまいがちなのです。

うつ病では、眠ろうとしてもなかなか寝つけない「入眠障害」、夜中に目が覚める「中途覚醒」、「早朝覚醒」、いずれのタイプの不眠も起こってくることがわかっています。重要なのは、朝起きた時に、よく眠れたという熟眠感や休息感がなく、疲れがとれていないことです。目覚めが悪く、さて、散歩にいくか、本でも読んでみようかなどという気分ではありません。なんとなく目は覚めているのですが、寝床から離れられない。つまり、気持ちがすぐれないのが特徴です。

うつ病に特徴的といわれる早朝覚醒では、健康的なお年寄りに起こってくる早朝覚醒とは異なる症状が現れます。健康なお年寄りの場合は、早寝早起きが極端になっていくのですが、うつ病では、たとえば寝つきもあまりよくないし、早く起きたからといって活動できるわけでもなく、そのまま寝床の中でぐずぐず朝を迎えてしまいます。このように朝調子が悪く、夕方になると少しずつ回復するのが、いわゆるうつ病の日内変動といわれるものなのです。

うつ病ではこうした睡眠障害とともに、さまざまな気持ちの変化も伴います。

たとえば、なんともいえない沈んだ気持ちや、悲しいのとは少し違う重たい気持ちになったり、自分が情けなくて涙ぐんでしまうこともあります。なかでも特徴的といえるのが、気分転換できずに物事を楽しめなくなることです。

もう一つ特徴的なのが、眠ることで気持ちの面の不調が回復し、気分が変わるということがなくなってしまう点です。そのため、うつ病では不調感がだらだらと続いて苦しいのです。

それに比べて、たとえば大切な人を失った場合などには、少し時間が経つと自分の気持ちをごまかして、そこから目を背けることができます。仕事に熱中している時や何か好きなことをやっている時などは悲しみを忘れることができ、気分転換できるのです。また思い出すと悲しい気持ちになってきますが、気分転換できるということがうつ病との大きな違いなのです

うつ病ではこうした気持ちになってしまったのは眠れなくなったからと、思いたくなるものです。そのため、不眠が改善すればすべてが治ると思い、うつ病に気づくのが遅れることがあるのです。眠りだけをよくしようとしても、憂うつな気持ちはなかなか改善されません。うつ病になると、睡眠の回復機能がうまく働かなくなることと、活力がなくなることが一緒に起こってくるからです。まず、うつ病の治療をすることが重要です。不眠があって日中の調子の悪さがだらだらと続く時には、専門科などを受診して原因を突き止め、治療を受けることが大切です（不眠とうつについては3章でより詳しく触れます）。

1章

眠るしくみと眠れなくなる原因

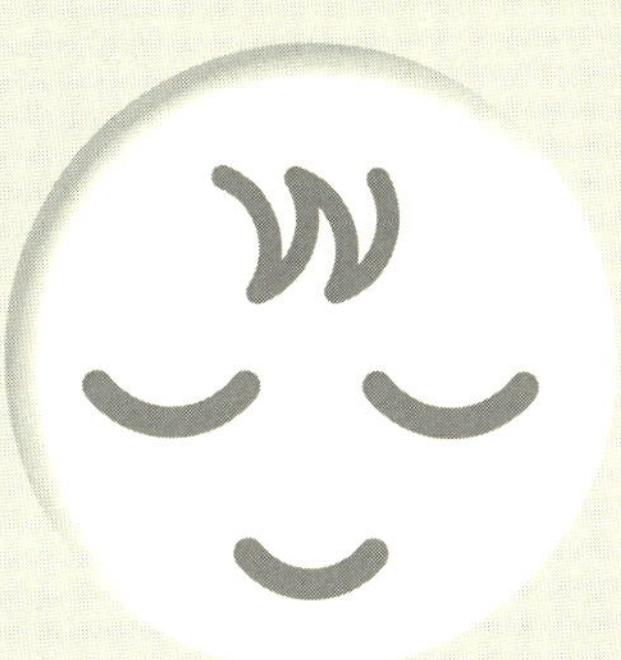

1-1

なぜ眠る？　眠らないとどうなる？

●疲れたから眠るしくみ

私たち人間は、なぜ眠るのでしょうか。いくつか理由がありますが、とくに重要なのは、脳を休息させるためです。

人間の脳は、ほかの動物とくらべて高い能力を持っています。私たちは昼間、この脳をフル稼働させて生活しています。そこで、疲れた脳を休ませて回復させるのが睡眠の一つの役割なのです。熟睡中は脳の温度を下げて、疲労から回復させるのです。

もし、睡眠がとれずに働き続けると、眠気でぼんやりとして頭の働きが低下し、注意力や判断力が落ち、心理的にもイライラしたり、情緒不安定な状態になります。自動車のエンジンを酷使するとオーバーヒートを起こすのと同じで、人間も無理して遅くまで起きていたり、脳を酷使したりすると、オーバーヒートを起こします。

このような事態を防いでくれるのが睡眠です。仕事のミスや気分の不調という睡眠不足の影響も、十分に眠ったあとには回復することができるのです。

脳だけでなく、体にとっても睡眠は重要です。

昔から「寝る子は育つ」と言われますが、深い睡眠中には、成長ホルモンがさかんに分泌されるのです。成長ホルモンの主な働きは、骨や筋肉の成長を促すもので、文字どおり子供の成長には欠かせないものです。大人にとっても大切な役割を果たしています。骨や筋肉の組成を促すだけでなく、疲れた体を回復し、日中の活動で荒れた肌や病気による体の損傷を修復するという働きがあるからです。

睡眠中には、昼間の活動の準備も進みます。

血糖値を上げ、さまざまなストレスに対抗するコルチゾール*というホルモンの分泌が朝に向けて増え、目覚める直前に最大になります。

もう一つ、ウイルスや細菌などの進入を防ぎ、撃退するための免疫物質も睡眠中に作られます。「風邪はよく眠らないと治らない」といわれるのはこのためです。

●夜だから眠るしくみ

人が眠るしくみには、右に述べた「疲れたから眠る」以外にもう一つ「夜だから眠る」というしくみがあります。

私たちは1日中ゆっくり過ごした日でも、夜になれば自然に眠くなります。逆に徹夜した時の朝は頭がぼんやりしてつらいものですが、起きて活動していると昼近くになると眠気が覚めてきます。これは人間に、夜になると眠くなり、朝には目覚めるしくみが備わっているからです。このしくみが体内時計です。

体内時計は人間だけでなく、すべての動物が持っており、人間では脳の視床下部にある視交叉上核*というところがこの機能をつかさどっています。

人間は、洞窟のような温度や光の変化のないところで生活をしていても、ほぼ1日の周期で活

▼コルチゾール
一般にストレスを受けると分泌される、ストレスと戦うための免疫物質をつくる副腎皮質ホルモン。コルチゾールは、睡眠中に増加し、朝方に最高となり、覚醒後の活動に備えます。

▼視交叉上核（しこうさじょうかく）
体内時計の中心は、脳の中の視交叉上核という神経の集まりに存在することがわかっています。視神経は、頭蓋骨の真ん中、眉間の奥に相当するあたりで交叉するのですが、この交叉する場所（視交叉）のすぐ上に左右ひとつずつあるのが視交叉上核です。

動と眠りを繰り返します。昼にあたる時間帯には体の温度や血圧、脈も高くなって活動しやすくなり、夜には逆の変化が起きて休息に適した状態に切り替わっていくのです。

体内時計の調節に欠かせないのが光です。体内時計は起床直後に目に入る太陽の光を判断材料にして、朝であることを認識するのです。そして、その時刻から12時間くらいは体を活動モードにしますが、光を感知してから14～16時間たつと、今度は脳の松果体に信号を送り、メラトニン*というホルモンを分泌するように命令します。このメラトニンの分泌から1～2時間後に自然な眠気が出現してきます。

これらからわかるように、夜しっかり眠るためには、夕方以降の過ごし方はもちろんですが、より大切なのは朝の行動です。

眠りたい時間に自然に眠気が訪れるようにするためには、その時間から14～16時間さかのぼった時刻に起きて、太陽の光を浴びることがポ

▼メラトニン

脳の松果体が分泌する、眠りを誘うホルモン。メラトニンは脈拍、体温、血圧を低下させ、睡眠と覚醒のリズムを上手に調整し、自然な眠りを誘う作用があります。

●メラトニンの分泌リズム●

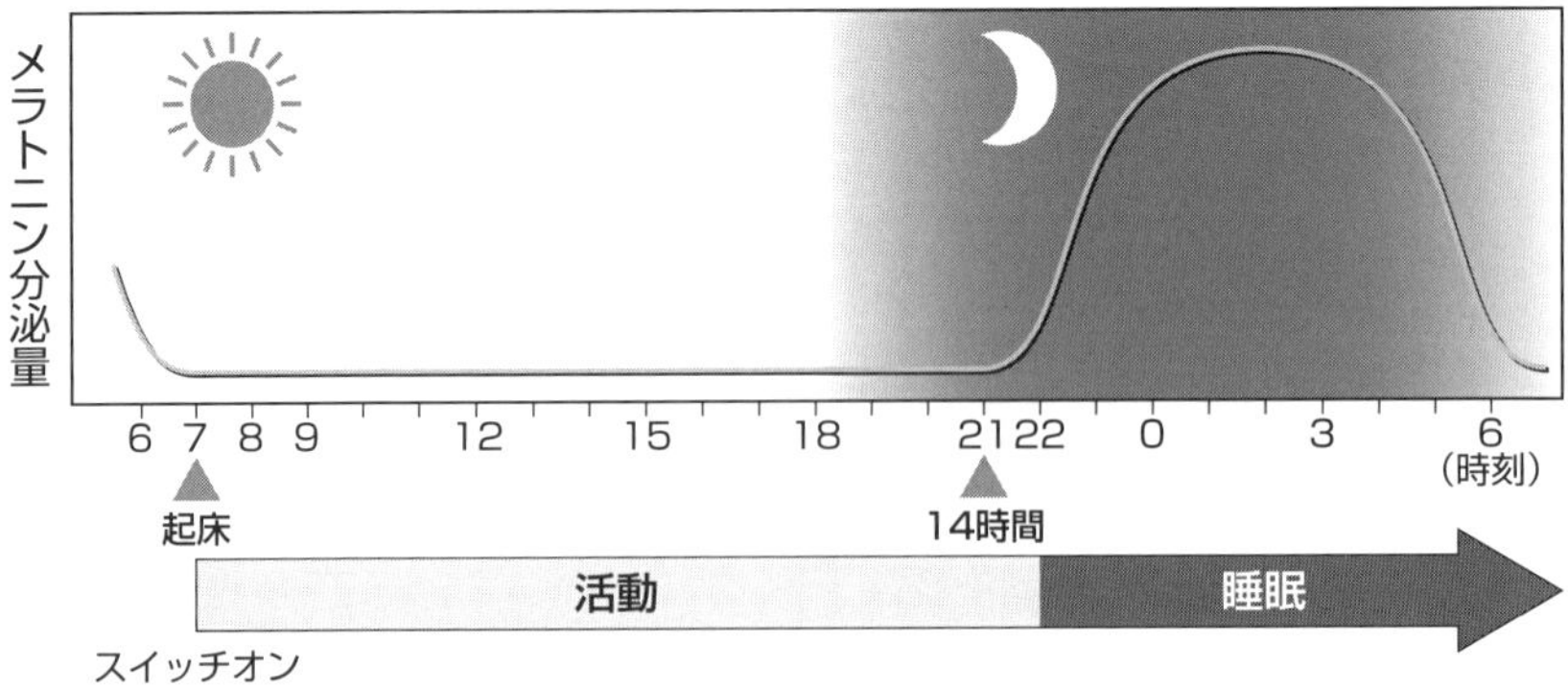

メラトニンというホルモンは脳の中にある松果体というところでつくられ、体内時計の指示により、昼間は分泌されず、夜になると急に分泌が増えます。朝になるとまた分泌されなくなります。つまり暗い時間帯にだけつくられるホルモンです。

イントになります。

＊　　＊

疲れたから眠るしくみと、夜だから眠るしくみ――。この二つのしくみがうまく機能しているときに快適に眠ることができ、すっきりした目覚めが得られるのです。

1-2

不眠症にはいくつかのタイプがある。まず自分のタイプを知ろう

●原因が明らかな不眠と不明確な不眠

不眠症とは、夜ちゃんと寝床に入って眠ろうとしているのに、寝つきが悪かったり、夜中に目が覚めたり、睡眠が浅かったりしてよく眠れない状態のことで、そのため日中に気持ちの面や体の面で不調感が現れるものと定義されています。若い人たちが、仕事や遊びなどで眠る時間を確保できない場合や眠ろうとしない場合は睡眠不足といいます。不眠不休で仕事をするという言い方をしますが、その場合の不眠とは、医学的に言う不眠ではなく、睡眠不足にあたるのです。

不眠症は中年以降に増えてきますが、それには原因が明らかなグループと、原因がはっきりしないグループに分類されます。

たとえば、体の痛みで眠れない人や、脚にむずむずとした異常感覚が生じ、動かさずにはいられない「レストレスレッグズ症候群」で不眠を訴える方がいますが、こうした方々に睡眠薬を処方してもあまり効果はありません。体の原因により眠れなくなっているので、原因を治すことが先決です。異常感覚をやわらげる薬をまず使います。

また、薬の副作用で眠れなくなることもあります。薬の中には不眠を起こす作用のあるものがあるので、「薬を飲み始めたら眠れなくなった」というときは、かかりつけの医師に尋ねるとよいでしょう。

こうした原因の明らかな不眠の場合は、そこに潜む病気や原因に気づくことが不眠の解消につながります。

不眠症を症状から分類するには、ひと晩のうちどんな時間帯に眠れないかに着目するとよいでしょう。

寝つきが悪い「入眠障害」や、夜中に目が覚める「中途覚醒」、朝早く目が覚めてしまう「早朝覚醒」、また、朝起きた時に疲れが取れず、回復した感じがしない「熟眠障害」があります。そして、不眠が原因で気分がすぐれない、集中できないなどの不調があらわれ、昼間の生活に支障をきたすものを「不眠症」といいます。

不眠症はその状態がどれくらい続くかによって分類することもできます。

緊張や喜び、悲しみなど感情の高ぶりや、旅行先などで寝具が変わったため、という理由で眠れない場合は「一過性不眠」です。原因がなくなれば、不眠は解消し、文字どおり一過性で終わります。

近親者との死別など感情の高ぶりが特に強いときや、離婚や転居、転職など人生の転機で、1〜数日にわたって不眠が続くこともあります。これを「短期不眠」といいます。慢性化させないためには、早めの対処が必要です。

一過性の不眠なら心配する必要はありませんが、1ヶ月以上も続くようだと慢性の不眠となり、体の変調や不安を招きます。それがまた眠りを妨げるという悪循環に陥りやすくなります。

日中の生活に影響がない場合には、あまり深刻に考えることはありません。ただ日中に調子が悪いということなら治療が必要です。

▼昼間の眠気をセルフチェック

昼間の眠気チェック・ポイントは、第一に、眠気の程度。いつもより午後の眠けが強ければ、睡眠不足の疑いがあります。仕事や勉強にさしつかえるほどなら、ライフスタイルを変える必要があります。

眠気が強くなる時間帯にも注意を向けます。通常、眠気が強くなる午後の時間帯以外にも強い眠気が続き、場合によって耐えきれずに眠ってしまうようだと、睡眠時無呼吸症候群やナルコレプシー（過眠症の一種）といった病気の疑いもあります。医師の診察を受けましょう。

●不眠の4タイプを知る

不眠症の症状をもう少し詳しく見ておきましょう。症状によって対策が異なりますので、自分の不眠のタイプを知っておくとよいでしょう。

・**入眠障害**――要するに「寝つきが悪い」症状のことをいいます。寝床に入ってから眠りにつくまで30分〜60分以上かかるようになります。成人の8・3%の人がこの症状で悩んでいます。体に痛みやかゆみがあるとき、あるいは不安や緊張感が強いと寝つきが悪くなります。

・**中途覚醒**――いったん眠ったのに夜中に何度も目が覚めて、それ以降なかなか寝つけない症状です。成人の15%に見られます。中高年の人でもっとも多い悩みがこの「中途覚醒」です。尿意や夢、体の不調、強い精神的ストレスなどが原因で、夜中に目覚めてしまうことも多いようです。意外かもしれませんが、飲酒が中途覚醒を招くことも多くあります。

・**早期覚醒**――朝4時や5時といった早い時間に目が覚め、それ以降は眠れなくなってしまう症状です。通常、高齢者に多く、夜早くから眠たくなってしまう場合が多いようです。うつ病で早期覚醒が起こった場合には、目覚めたあと眠れたとしても浅い眠りで満足感が得られず、朝起きた時には回復した感じがなく、寝床からなかなか離れられない症状が出てきます。成人の8%がこの症状で悩んでいます。

・**熟眠障害**――睡眠時間は長いのに、ぐっすり眠った感じがしないという症状です。「一晩中眠りが浅くて、よく眠れなかった」という訴えが代表的な例です。

●年齢と不眠タイプ●

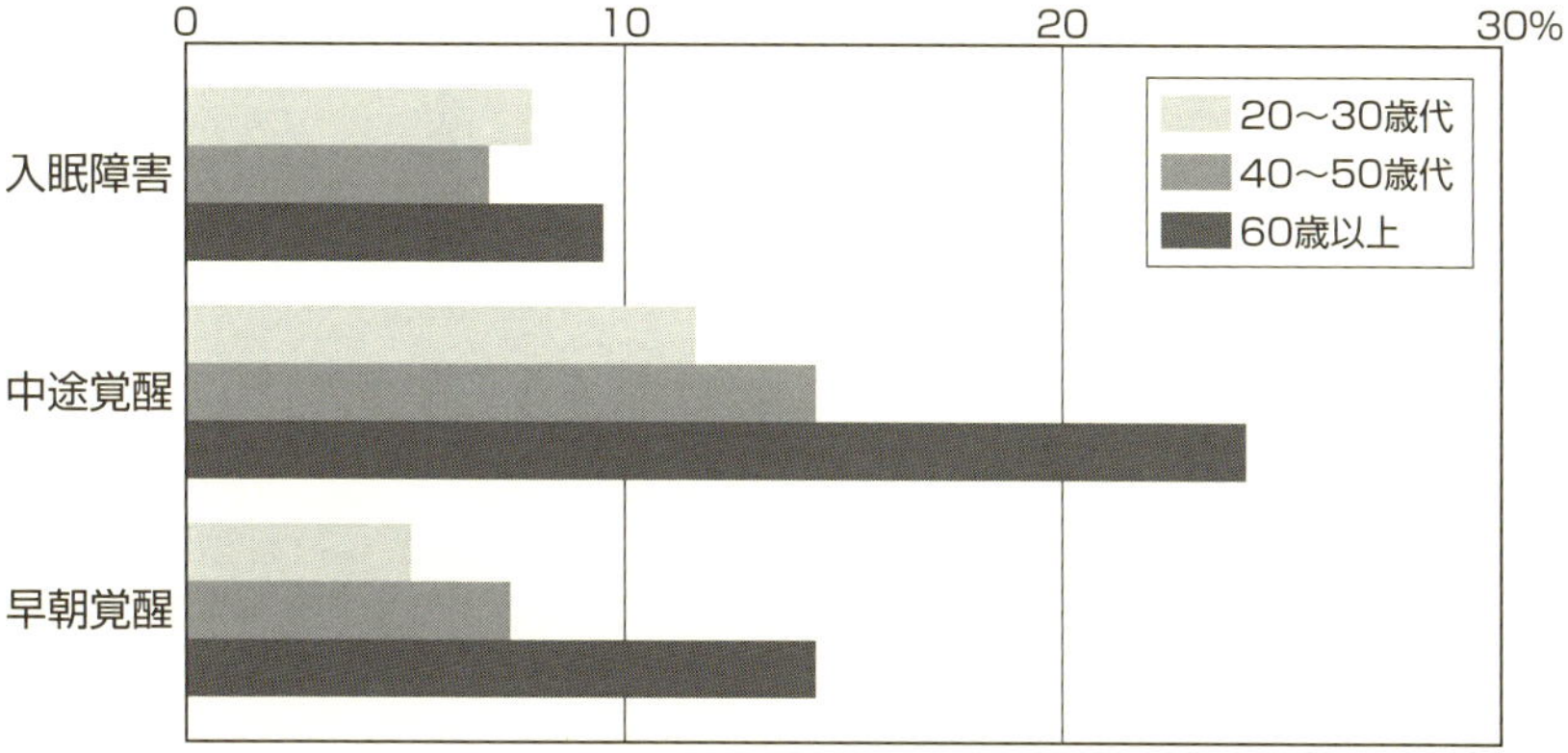

健康体力づくり事業財団調べ（1997年）

入眠障害

症　状

●寝つきが悪い

本当はまだ眠くないのに寝床に入ったり、不眠への不安がありリラックスできていないことで、寝つきが悪くなる。

⇩

対処法

●朝は一定時刻に起床する

●眠くなってから寝床に入る

遅くなった体内時計を少し早くする。朝は一定時刻に起き、夜は眠くなってから寝床に入る。

中途覚醒

症　状

●夜中に何度も目が覚める

必要以上の睡眠をとろうとしたり昼夜のメリハリがつかなくなることで、睡眠の質が悪くなり、夜中に何度も目が覚める。

⇩

対処法

●遅寝早起きを心がける

●運動を習慣づける

遅めに寝て早めに起きることで睡眠を必要な時間にとどめ、運動などで昼夜のメリハリをつける。

早期覚醒

症　状

●朝早くに目が覚め、夜早く眠くなる

体内時計が前に進むことで、早朝に目覚める。夜は遅くまで起きているのがつらい。

⇩

対処法

●朝日を目に入れない

●夜眠る時刻を遅くする

カーテンやサングラスなどで早朝の太陽の光が目に入らないような工夫をして、夜はできるだけ遅くまで起きているようにする。

（NHKきょうの健康　2008年4月7日放送「高齢者に多い不眠」より）

1-3

何が原因で不眠症になるのか？

●早寝によって引き起こされる不眠

快適な睡眠を得るためにやっていることが、かえって眠りの質を悪化させて不眠症の原因となることがあります。仕事に余裕が出てきたり、子供が独立して手が離れるようになると、今まで睡眠時間を削って苦労してきたぶんを、たくさん眠って取り戻そうとするなどです。

ある50代後半の女性は、それまで帰宅の遅い息子さんを待っていたため、午前0時過ぎに寝床につき、朝7時前には起きていました。息子さんが独立したので、午後10時前に寝床につくようにしました。ところが、思いどおりにいかず、なかなか寝つかれません。かかりつけの医師に相談し、睡眠薬を出してもらうようになったのです。たしかに薬を飲めば寝つきはよくなるのですが、飲まないと眠れないという状態になってしまいました。

睡眠は自分の意思の力ではどうにもならないところがあります。

寝床につけば何時でも寝つくことができると考えがちですが、そうはいきません。体内時計の働きによって、朝起きてから14～16時間たたないと眠りの準備が始まらないのです。寝床に入ってすんなり寝つける人は、実は寝床につく2時間くらい前からすでに眠りの準備が始まっていて、寝つきやすくなったときに寝床に入るからなのです。

睡眠スタイルを自分の意思の力で無理に変えようとしたために、不眠になる人が少なくありません。「たっぷり眠ろうと早く寝床に入る」というやり方は、けっして薦められるものではないのです。

さらに、早くから眠ろうとしても、眠れない時間帯があることを知っておくことも必要でしょう。

つまり、眠る準備が始まる前の段階では、かえって目が冴える時間帯があることがわかってきました。たとえば、ふだん午前0時に眠る人は、午後8時から10時に床についても、すぐには眠れません。理由は明らかになっていませんが、生理的に確かにあるのです。したがって、寝床につくのが、この「眠れない時間帯」に当たっていれば、いくら早めに寝床に入ってもスムーズに寝つくことができないのです（下記：図版参照）。

眠りの準備が始まっていることを自分で感じるようにしましょう。眠くなった、体がぽかぽかしてきた、だるくなったなどの感じです。

●ふだん眠りにつく2〜3時間前がもっとも寝つきにくい●

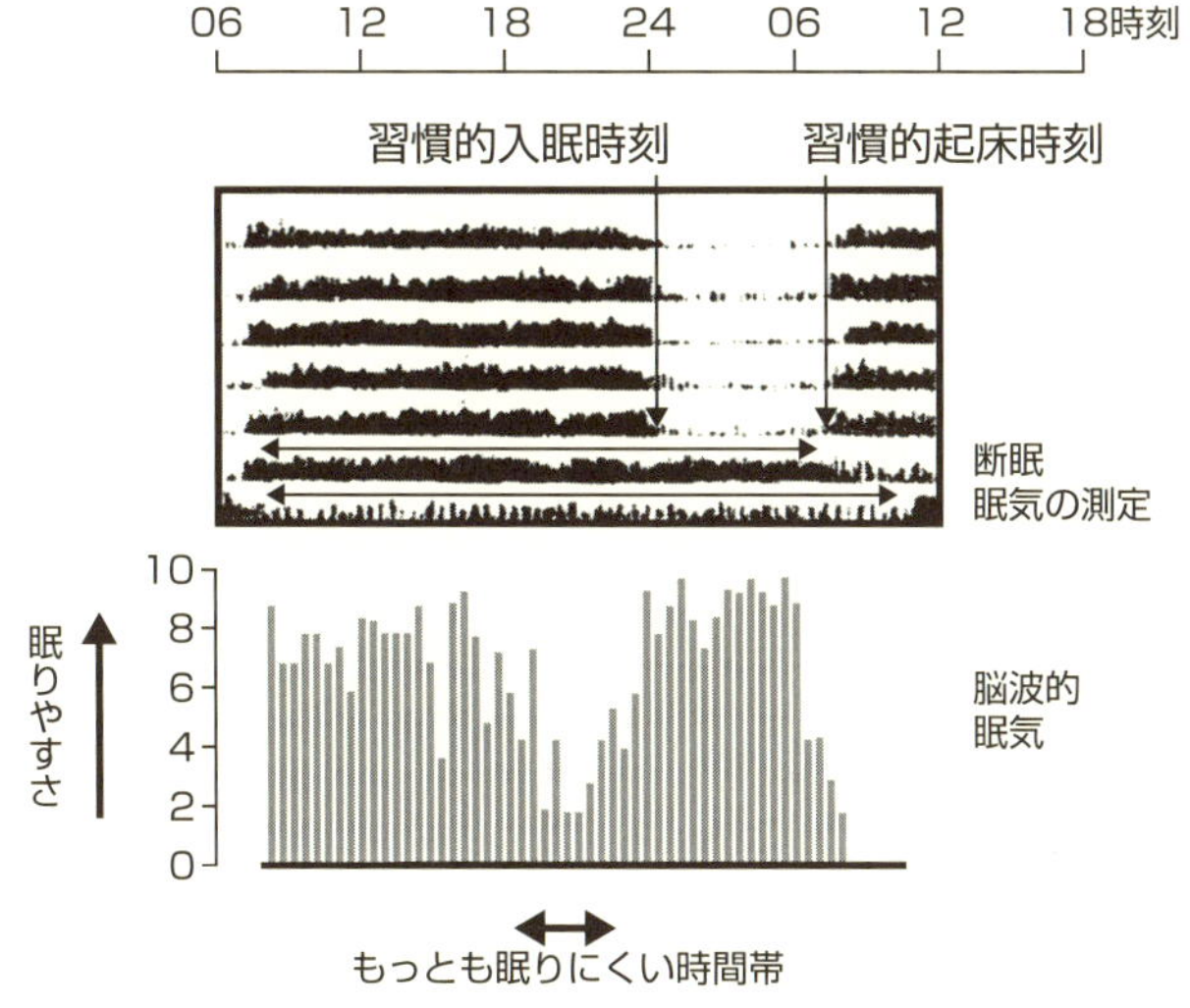

「眠たくなってから寝床に入る」という習慣をつけることが、眠りをよくするのには大切なことなのです。

寝つきをよくするためにはいつもより少し早起きをして、早い時間に光を浴びるようにします。光を浴びてから14～16時間たつと眠気が出てくるので、早くに光を浴びることが重要なのです。1週間くらい続けると寝つきが少し早くなってきます。

●寝床の中で過ごす時間によって引き起こされる不眠

私たちの睡眠時間は、12歳であれば9時間睡眠を毎晩続けられますが、10代の前半になると8時間台になり、10代の後半になると7時間台、大人になると7時間前後になっていきます。60歳台では、健康な人で6時間から6・5時間くらいになっていきます。これ以上眠ろうとしても眠れません。たくさん眠ろうと寝床で長く過ごしていると、寝床の中で眠れない時間が増えてしまうのです。体が必要としている以上に長く寝床にいると、眠りはかえって浅くなり、熟睡感が減ったり、夜中に目覚めやすくなります。

よく相談を受けるのは定年退職をしたあとなど、時間が自由になり、健康への関心も高くなることもあって、それまでより少し早寝になり、遅くまで寝ているようになったという人です。

夜10時に寝て、朝7時に起きるというのは、それほど極端な睡眠スタイルとは感じられないでしょう。ところが計算してみると、夜10時から朝7時というのは、9時間も寝床の中で過ごしていることになります。健康な人なら、毎晩9時間も熟睡できることはありません。このような生活を続けようとすると、どんどん睡眠が浅くなります。必要以上に長く眠ろうとすると睡眠は浅

▼寝だめはできるか

「明日は徹夜になりそうだから、今晩、明日の分も眠っておこう」――。

こんなふうに自由に寝だめができると便利です。ただし、残念ながら、寝だめをすることはできません。

体が要求している以上の睡眠をとることはできないしくみになっているので、いつも7時間の睡眠であるのを、寝だめしたいからといって、10時間も12時間も眠るなどということはできません。眠ったとしても次の晩、ラクに徹夜できるなどということもありません。

睡眠というのは、借金（睡眠不足）をあとから返すことはできますが、次の日に備えて貯金（寝だめ）をすることはできないのです。

長く寝ようとして早く床についても、体が眠りのモードに入っていなければ、寝つくこともできません。この点からも、寝だめはむずかしいのです。

くなり、熟睡した感じがなくなってくるのです。すると日中に不調感が現れます。こうなると、ますます寝床の中で過ごしたくなってきます。この悪循環が、実は生活スタイルに基づく不眠にはよくあります。

●身体的な病気によって引き起こされる不眠

眠っているあいだに、一時的に呼吸が止まってしまう「睡眠時無呼吸症候群」という病気が知られています。中高年になって太り始めてから発症するのが一般的で、途切れがちに続く習慣性の大きないびきが特徴です。本人は気づきにくいので、家族や周囲の人が注意することが大切です。

人間は眠ると筋肉がリラックスしますが、同じように、舌やのどのあたりの筋肉も緊張が緩みます。すると、舌がのどの奥に落ち込み、ひどいときは、空気の通り道をふさいでしまうのです。胸や腹は呼吸しようと動きますが、空気は通りません。窒息のような状態です。これが続くと血液中の酸素が不足し、目覚めてしまいます。鼻をつままれた人が苦しくなって目を覚ますのと同じです。こういった症状が睡眠中に繰り返し起きるのが「睡眠時無呼吸症候群」なのです。この病気は夜中に何度も目が覚めるなど睡眠の質が悪くなるために、日中眠気に襲われるようになります。

症状は、大きないびきのほかに起床時の頭痛と口内乾燥、倦怠感などがあります。日中の耐え難い眠気や居眠りだけでなく、集中力や気力が落ち、交通事故や重大な産業事故などを引き起こす恐れもあります。

このほかにも、寝つきぎわの異常感覚で眠れない「レストレスレッグス症候群」（122ページ参照）や睡眠中の四肢の異常運動で眠れない「周期性四肢運動障害」（126ページ参照）などの身体的病気によっても不眠は引き起こされます。この二つについても、本人は病気だとは気づきにくいのが特徴です。

「睡眠時無呼吸症候群」「レストレスレッグス症候群」「周期性四肢運動障害」など身体的な病気が引き起こす不眠については、その症状、原因、対処法などを5章で詳しく述べます。

●リズムのずれによって引き起こされる不眠

私たちの体には体内時計があり、体温や血圧、ホルモンの日内変動をつくり出し、昼間活動して夜眠るというリズムをほぼ1日周期で調節しています。この体内時計のリズムのことを概日《がいじつ》リズムと呼ぶのですが、これが遅れるために寝つきが悪くなったり、逆に進みすぎて早朝に目覚めることがあります。こういった症状を示すのが「概日リズム睡眠障害」です。

概日リズム睡眠障害の中でももっとも多いのが「睡眠相後退症候群」（98ページ参照）。若い人たちにみられる極端な夜型睡眠パターンです。

休みや自由な生活の中では、人の生活リズムは少し遅れがちになるものです。そのため、連休や夏休みなどに夜型の生活をすると、休みが終わったあと通常の登校や出勤時間に合わせて朝起きるのがつらくなります。それでも、ほとんどの人は、がまんすれば数日で慣れてきます。リズムを立て直して、社会生活に順応させていけるのです。

ところが、このような順応が上手な人と下手な人がいます。下手な人たちは、夏休みや試験勉強をきっかけにして、リズムが遅れてずれたままになってしまいます。そして、心配事があるわけでも、嫌なことを考えているわけでもないのに、朝方3時から4時になるまで寝つけません。朝7時に起きようとしても目が覚めません。やっとのことで起きても、午前中眠くて活動できなかったりします。日本にいるのに、時差ぼけと同じ症状が起きるのです。

同じく生活リズムがずれる病気に、毎日、寝つく時間が遅れていくという特徴をもつ「非24時間睡眠覚醒症候群」（98ページ参照）という病気もあります。

この病気では、1ヶ月のうち半分くらいは昼間起きていられるのですが、残りの半分はまったく眠れず、昼夜逆転し、昼間極度の眠気に襲われ、夜になっても眠れません。

最近、こういう症状を示す人が意外に多くいることがわかってきました。

リズムのずれによって引き起こされる不眠に

●概日《がいじつ》リズム睡眠障害の人の体内時計のリズム●

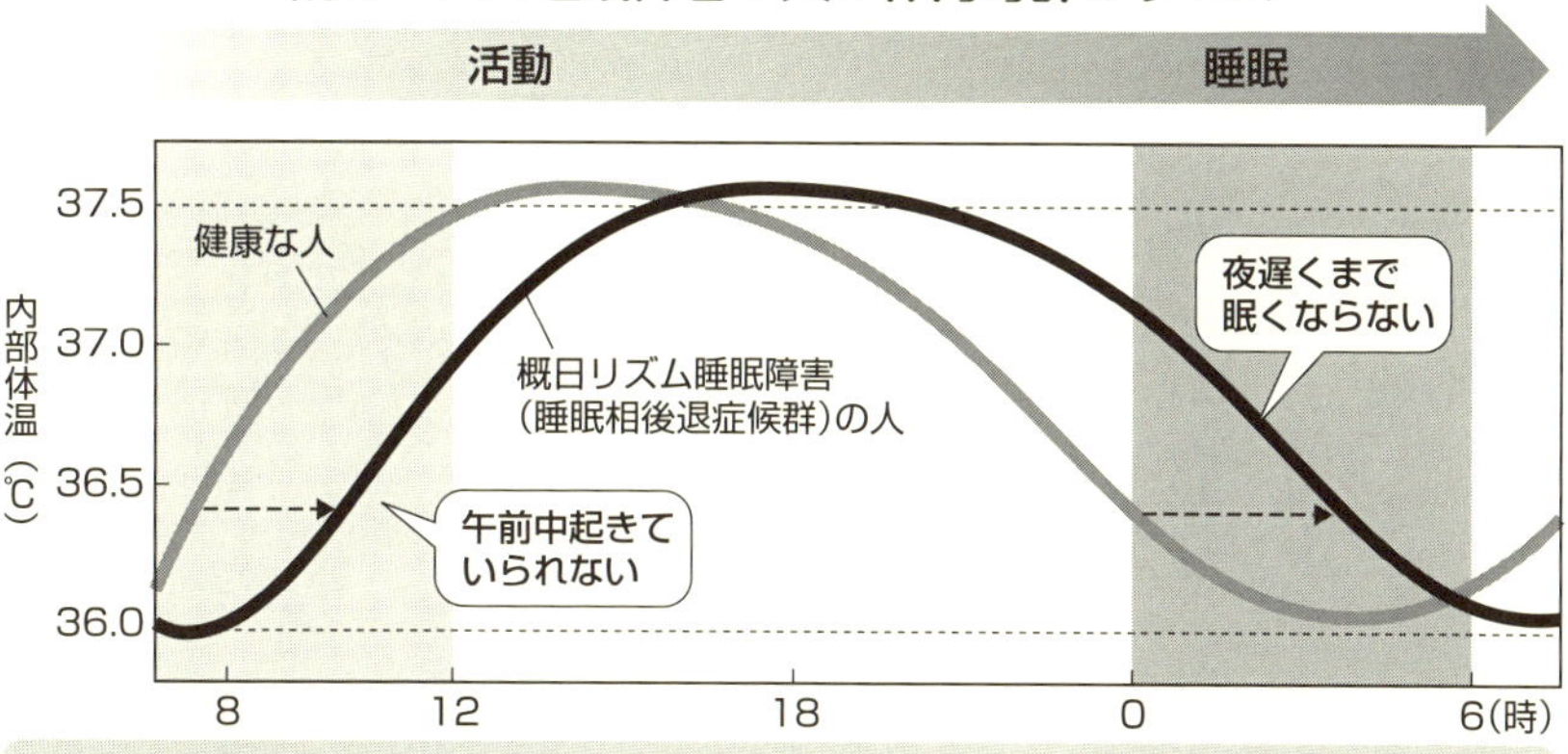

通常、体温は午前6時ころから上がり始め、夕方ころには下がり始める。概日リズム睡眠障害で後にずれる場合は、体温が上昇する（身体が目覚める）のが健康な人よりも遅れる。

（NHKきょうの健康　2008年4月8日放送「増える若者の睡眠障害」より）

は、ここで述べた「睡眠相後退症候群」「非24時間睡眠覚醒症候群」の他にも睡眠時間帯が早まってしまう「睡眠相前進症候群」（106ページ参照）などがあります。これらについては症状、対処法について4章で詳しく述べます。

●こころの不安によって引き起こされる不眠

不眠症の原型を体験したことはあるかと思います。試験や大事な会議の前日になかなか寝つけなかった、人生上のことで心配なこと、気がかりなことがあって、眠れないという体験は誰にもあるでしょう。

なぜ、不安や心配事があると寝つけなくなるのでしょうか。

原始時代を考えてみるとよいでしょう。人類が洞窟や原野で暮らしていた頃には、肉食動物から襲われる危険にさらされていました。そうしたときに眠ってしまっては、危険な状態に対処できません。つまり、危険な状態にあるときは、眠れなくなるのが人間の本来的な性質なのです。その性質のおかげで私たちの祖先は自然の中で生き延びてきたのです。

現代は、原始時代のような命の危機にさらされることはありません。ただし、心配なことがあると、私たちはそれを危険な状態と認識し、先祖と同じように警戒心が強まり、寝つけなくなるのです。

私たちは、不安や心配事があると、こういうときこそぐっすり眠ろう、早くストレスを癒して明日に備えようと考えます。タイミングよく眠りが訪れてくれればよいのですが、現実には反対のことが起き、なかなか寝つけなくなってしまいます。

一過性の不眠なら心配はいりません。けれども、眠れなかった翌日に運悪くミスやトラブルを起こし、それを「昨晩、眠れなかったせいだ」と考えるようになると様子が違ってきます。眠れなかったらまた変なことが起こるのではないかと、不眠を心配するようになるのです。

こうして、自然に眠ることに自信をなくしてしまうと、今度は寝つけないのではという不安が強まり、これが原因で寝つきの悪さをもたらすようになるのです。毎日「寝床に入る時間が近づいてきたけれど、眠れなくなったらどうしよう」と考えるようになり、実際に寝床の中に入っても眠れない、眠ろうとするたびに頭が冴える、そして明日も苦しむのだろうかという思いに悶々とするようになるのです。

「眠れるかどうかが気になって、寝つきが悪くなった」ということは、誰にでもあること。一般的にはそれほど大きな悩みではないのですが、**この不眠恐怖が慢性の不眠症の大もとであること**も事実です。

不眠恐怖になると、早寝が一番よいのではないか、規則正しく寝床につくのがよいのではないかと思いがちですが、これこそが悪循環を起こす行動パターンです。いつもより早い時刻から寝床に入って眠れるのを待っていると、眠れるかどうかが気になってしまい、かえって眠りにくい状況に陥ってしまうのです。このような悪循環の中で、不眠は慢性化していきます。

▼ストレス度について

下の表の数字は、人生や日常生活を大きく変えるような経験をしたあと、元気を取り戻す（再適応）までに必要な時間とエネルギーの程度を、ストレス度として表しています。

それぞれ出来事のストレス度は、配偶者の死を100とした相対的なものです。

●ストレス度を判定しよう●

配偶者との死別	100
離婚	73
別居（結婚生活の）	65
刑務所への服役	63
親族との死別	63
障害または病気	53
結婚	50
仕事を首になる	47
（結婚の）和解	45
家族の病気	44
妊娠	40
性的悩み	39
子どもの出産	39
財政的問題	38
親友との死別	37

ホームズとレイが作成した「社会的再適応評定尺度」から抜粋。

米国の研究によると、ポジトロンCT*を使って不眠症の方の脳の活動を調べると、夜になってくると情動に関連した大脳辺縁系などの部位の興奮が高まり、不安が増していることが明らかになっています。

●うつ病には不眠が伴う

こころの病の中で、睡眠障害をいちばん高頻度に伴うのはうつ病です。うつ病の原因は未だはっきりしていないのですが、憂うつで気分が晴れず、物事への関心がなくなり、楽しかったことに喜びを見いだすことができなくなる病気です。気分の転換もできなくなります。

こういった気持ちの面でのつらさに加え、**よく眠れないのがうつ病の特徴**です。たとえ眠れたとしても、起きたときに休息感がなく、昨日のいやな気分が残ります。

厚生労働省の保健福祉動向調査で、全国の人にこころの健康について尋ねたところ、うつ状態がある人には、寝つきが悪い、夜中に目が覚める、朝早くから目覚めてしまうなど、種々の不眠を訴える傾向が見られました。

さらに、どの年代でも、睡眠で休養がとれていない人では抑うつ状態*が強く、休養が取れている人には抑うつ状態が少ないという結果も見られました。全国調査からも、休息感のない睡眠がうつ病と関係していることがわかったのです。

少しくらい憂うつなことがあっても、一晩眠ると多少気分が軽くなるなら心配はいりません。これは睡眠でこころの休息がとれているということ。もう一晩眠ればさらに気持ちは軽くなるでしょう。反対に、眠っても朝から気持ちが晴れない日が続くときは、要注意です。睡眠によるこ

▼ポジトロンCT

放射線を利用して、体の内部を画像化する検査装置。検査を受ける人は放射線を出す薬を飲んで検査を受けます。体内での薬の移動をカメラで追い、体を輪切りにしたような形で撮影(断層撮影)します。体を傷つけることなく、体の内部の様子や働きを詳細に把握できるのが利点です。脳の働きや状態を調べたり、癌の性質や転移を診断したりするのに使われます。

▼抑うつ状態

気分が沈み込み生きているのが空しく、何をするのも億劫な状態。睡眠障害や食欲不振、頭痛、体重減少、疲労感、便秘、頻尿、発汗などの身体的な症状も見られます。朝のほうが症状が重く、夕方になると軽くなることが多いといわれています。

ころの休息機能が弱っている可能性があります。

このように、うつ病の初期の段階には、眠れないというつらい症状が現れ、同時に、いろいろな気分の悪さが襲ってくるのですが、多くの場合、自分がうつ病であることに気づかなかったり、自分をうつ病と考えたくないという気持ちが働きます。そして、もっと長く眠れさえしたら、憂うつな気分も治ると考えるのです。

しかし、不眠の治療だけをしても、うつ病は回復しません。うつ病の治療が遅れ、しだいに悪化させてしまう恐れがあります（うつ病と不眠については3章で詳しく解説します）。

痛みや不快感を取り除く工夫をする

寝床についたときに体に不快感があると、それが眠りを妨げる原因になることがあります。夜は静かなので過敏になり、外部の物音などの刺激に対して不快感が強くなりがちです。これらも睡眠にはマイナスです。

病気による痛みやかゆみなら専門的な治療が優先します。同時に自分でも、不快感を軽くする工夫をしましょう。

いまや「国民病」とさえ言われる腰痛と肩こり。イスの具合や座り方、家事や仕事の仕方などにおける腰や肩に負担をかけない方法については、医師のアドバイスを受けたりするとよいでしょう。寝るときは、ふとんやベッドの厚みや堅さを変えて、腰痛が軽くなるものを。肩こりは、枕を変えることによって軽くなることがあります。

年をとると、腰や背中が曲がったりします。仰向けに寝たときに腰や背中が圧迫され、その刺激で眠れなかったり、寝返りを打ったときに目覚めやすくなります。足枕や小さなクッションを使って、圧迫による不快感を軽くする方法も役立ちます。

一方で、痛みや不快感で夜よく眠れなくなると、痛みにより敏感になってきます。睡眠不足が痛みをより強くつらく感じさせるようになるという実験がいくつか報告されています。痛みで眠れなかったりすると、こうした悪循環が生じてくるのです。

つらい時には一時的に睡眠薬を使った方が痛みのためにもいいという結果が出ていますから医師に相談してみるのがよいでしょう。

2章

不安やストレスが原因の不眠を解消する

2-1 不安があれば誰でも寝つきにくくなるもの

寝つきの悪さは、悩みや不安、精神的なストレスがあると起こりやすいものです。大切な試験の前や海外旅行に出かける前など、いつもと違って緊張したり、頭が冴えるようなことがあると寝つきが悪くなるのは誰にも経験があるでしょう。

心配事があるときや不安なとき、一時的に寝つきにくくなるのは自然なことで、心配はいりません。悩みや不安、精神的なストレスの状況や影響は、人によって異なります。そして、寝つけない状態がどれくらい続くのかも、状況と人によって違ってきます。そんな例と対処法を見ていきましょう。

ケース▼1 人間関係が不安で寝つけない

寝つきが悪い「入眠障害」は、若い人や中年の人にもみられます。

新しいマンションに引っ越した32歳の女性は、お子さんが幼稚園に通い始めてから1週間ほど、なかなか寝つけない状態が続くようになりました。お子さんのことが心配なうえ、ご自身も幼稚園のお母さんたちと人間関係を築くことにかなり無理をしていたのです。「早く眠らなくては」と悶々とするのですが、かえって目が冴えてしまうようになってしまいました。

ケース▼2　仕事のストレスで寝つけない

家電メーカーで新製品のプロジェクトリーダーをつとめる43歳の男性は、毎晩、くたくたになって自宅に戻る生活が続いていました。帰宅時間が遅く、夕食を食べるのが夜11時近くになることもしばしばでした。風呂に入り、これだけ頭と体も疲れているのだから、すぐに眠れるはずと思って寝床につきますが、30分たっても1時間たっても寝つくことができません。日中の出来事が頭をよぎったり、明日の仕事の段取りが頭に浮かんで、頭が冴えて眠れないのです。

理由●1　生き物の習性として、暗くなると不安になる

これは前にも少し触れましたが、寝床につくときは、電気を消して部屋を暗くします。この暗さが「くせ者」なのです。

人間は、暗くなると警戒心が強くなるようにできているからです。目に頼って生活している人間にとって、暗やみは危険に満ちていました。感覚を鋭敏にして、他の動物が近づいてくるのを常に注意していたのです。こうした警戒心は、いまの私たちでいえば「不安」です。暗いところでは、大人になっても、特別な理由がなくても怖くなり、不安が強くなるのです。

暗いといっても、鍵をかけた家の中にいるのですから、襲われることなどまずないのですが、それでも警戒心が強くなるのは、生き物としての習性、遠い祖先からの記憶が残っているせいです。

ですから、「家の中だから危険はない」「安心して眠った方がいい」などと考えるだけでは、こ

の不安をなくすことはできません。むしろ生き残るための基本的な要素であり、理性ではどうしようもないものと考えた方が適切です。

また、眠るときは一人です。私たち人間は集団の動物といわれるように、集団をつくり、その中で生きてきました。そんな人間にとって一人になるのは恐ろしいことです。誰にとっても、孤独はつらいものです。一人で寝床につくと、このような感覚が生じて、この点からも不安が強くなるのです。

夜に暗いところで警戒心が強くなっていると、思考面での変化も起こります。昼間考えたらそれほど深刻ではないようなことも、暗い中ではいろいろ慎重になりすぎて、次々と悪い考えが頭に浮かんでくるのです。暗い部屋の寝床の中で取り越し苦労を始めると、考えはなかなか明るい方向に向かわず、ますますつらくなってくるのです。

理由●2 「頭の冴え」が眠りへのバトンタッチを妨げる

目覚めている状態から眠りへの切り替えは、スイッチのオン／オフのようにスパッとはいきません。目覚めのメカニズムがゆるやかに弱まるのと同時に、眠りのメカニズムが働きを徐々に強めていく——。このバトンタッチがスムーズに行われるときに寝床につくと、眠りへと自然に入ることができるのです。

つまり、覚醒状態から睡眠へ短い時間で切り替わることはできません。機械と私たち生き物のしくみの大きな違いです。活発に動いていたり、頭を使っている状態と、眠る状態のあいだには、だるくなって能率が悪くなる状態、ぼうっとしている状態、どうしても眠りたくなる状態があります。この状態を経て、はじめて眠る状態にたどりつくのです。この点は理解しておくとよいでしょう。直前までフル活動していて、寝床につくと同時に熟睡するというようなことは、体や脳の仕組みを考えるとありえないことなのです。そんなに都合よく睡眠をコントロールすることはできないのです。

さらに、心配事があると、寝床についても頭は冴えたままになります。脳は休息モードに入ろうとしているのに、それができない。それどころか、取り越し苦労を始めると、脳はかえって活発に働き出してしまいます。その「頭の冴え」が原因で、目覚めから眠りへのバトンタッチができずに、寝つけなくなるのです。

前にも述べたように寝つきが悪くて眠れない人たちは、夜になるとふつうの人に比べて大脳辺縁系という部分が興奮していることがわかっています。強いストレスがあると、こうした脳部位が非常事態と認識して、私たちの頭を冴えさせるのです。

こういうときは暗い部屋の寝床のなかで眠ろうとしても、ますます不安は強くなってしまいます。私が医者になった頃は、「寝つけなくても、体は休まるのだから寝床で少し安静にしているといい」と患者さんたちにお話ししてきました。

実はこれがつらいとわかったのは、専門的に睡眠を勉強するようになってからです。私たちの祖先が暗いところで味わった、見知らぬ動物への恐怖のようなものが私たちにはかなり深くしみ込んでいるのです。

ですから、寝つけないことがつらく感じられたり、頭が冴えてくるようなら、寝床から出て明るい部屋に行き、ぼうっと過ごす方がよいのです。そうすることで、暗いところで感じたさまざまな取り越し苦労から逃れられます。テレビや本などを見て過ごしているうちに、また眠くなったら寝床に入ることが大切です。

テレビを見ていると頭が興奮して眠れなくなるのではと心配される方がいますが、大人の私たちがテレビを見て眠れなくなるほど興奮するようなことは、実はそれほどないのです。ですから、明るいところで好きなことをして過ごし、眠気がくるのをゆったりと待ちましょう。住宅での人工照明やテレビ画面の光で体内時計が目ざめてしまうこともほとんどありません。

対処法1 不安の正体を知り、不安と上手につき合う

不安やストレス、心配事は、多かれ少なかれ、誰にでも、いつでもあるものです。生きているかぎり、それがゼロになることはないでしょう。ですから、いつも不安におびえてばかりいるのではなく、不安と上手につき合うよう意識を切り替えてはいかがでしょうか。

そのために、不安とは何かを知ることから始めましょう。不安は曖昧模糊《あいまいもこ》としたものなので、そのままでは扱い方が難しいからです。正体がわかれば、上手につき合う手がかりが見つけやすくなるはずです。

●不安の正体は3つに大別できる

第1の不安は、「明日への不安」です。おもしろいことに、明日が良いのか悪いのか、そのバランスが五分五分と思えるときは、それほど不安にはなりません。100％悪い方向に行くと決

まっているときも、私たちは居直るせいでしょうか、やはり不安はそれほど出ません。いちばん不安になるのは、七分三分、あるいは八分二分で悪い方に転ぶのではないかという場合です。二分、三分でも良い芽があると、かえって不安が増すようなのです。こうしたときには、良い芽を少しでも強める方法を具体的に考えて行動することが、手っ取り早い対策となります。

第2の不安は、「過去についての不安」です。過ぎてしまったことを、「ああすればよかった」「こうすればよかった」などと、くよくよと考える、後悔の念をともなった不安です。「後悔先に立たず」という言葉どおり、過去のことは変えようがありません。うつ病になると、こうした不安が出やすくなります。「今となってはどうしようもない」という心理が働くようになれば、乗り越えることができます。

第3の不安は、「今がどうなってしまうんだろう」という不安です。「急に大地震が起きたらどうしよう」「強盗殺人犯が侵入したらどうしよう」といったことで、こころが追い詰められている時に出てきます。

あって当然と思っていたものが急になくなる。頼りにしていた人が突然に死去する。こういったことは、当事者にとっては世界が存在する前提条件が崩壊してしまうほどの恐怖に近い不安です。明日への不安は、現在があるからこそのこと。現在がなくなるのは、明日もなくなることを意味します。どうしていいかわからない、根源的な不安とも言えます。

●不安がもたらすプラスの面に目をむける

たとえば、「過去についての不安」がもたらすものは、単に後悔の気持ちだけではありません。過去の出来事を反省したり、別の道はなかったかと検討したりする姿勢もあるはずです。また、「現在への不安」「明日への不安」は、思慮深さ慎重さの裏返しとも考えられます。危険を恐れ、回避するために慎重に考慮するという行動は、不安があればこそ実行されるものです。そういう意味では、不安は「あったほうがいい」という一面もあるのです。マイナスの気分ばかりにとらわれず、プラスに転じる方向で処理するのが得策です。

前向きに生きれば、不安をもつのはごく自然なこと。不安に苦しんでいるのはあなただけではないのです。このことを押さえておきましょう。

対処法2

努力と忍耐は禁物。心地よさだけを追求する

明日は大切な日だからと、いつもより早く寝床に入ったり、ストレスを解消しようと、まだ眠くないのに横になったりするのは、じつは逆効果です。

体に眠りの準備ができていないときに眠ろうとしても、眠ることはできないからです。これが私たちの生き物としての特性なのです。まだ眠くないのに「眠ろう、眠らなければ」と意気込むと、それがプレッシャーとなり、かえって頭が冴えて眠れなくなってしまいます。

眠れないときには、無理に眠らなくても大丈夫と頭を切り替えて、あまり神経質にならないことです。

すみやかに入眠するためのもっとも効果的な方法は、リラックスです。まずは自然にまかせ、時間にこだわらずにリラックスして過ごし、眠くなってから寝床に入りましょう。

寝床に入るまでは電気をつけて本を読んでいたり、テレビを見たりしているのもよいと思います。私たちが起きて活動したり、ものを考えたりしている状態と眠る状態の間に、だるく感じたり、眠く感じたり、疲れてきたと感じたりする中間の状態があることをもう一度思い出しましょう。

さらに眠くなって寝床に入ったけれど、やはり寝つけないというときもあります。こういうときには、寝床の外や別の部屋でリラックスします。焦る気持ちはわかりますが、眠れるまで、これを繰り返せばよいのです。

ワンルームに一人暮らしをしている場合は、日中もベッドで過ごすことが多くなりがちです。その場合には、部屋の照明の消灯点灯でメリハリをつけます。つまり、眠くなるまでは照明を明るくし、眠くなってから消すよう心がけます。照明を消し、ベッドに入ってからも寝つけなければ、再び照明を点けてベッド以外のスペースでくつろぎます。そして、眠くなったら、照明を消してベッドに入る。眠れるまで、これを繰り返します。

こうしてワンルームで暮らしている場合にも、今から眠る状態なのか、まだ起きている状態なのかのメリハリをつけてあげることが、眠りを誘う仕組みに働きかける良い方法なのです。

自分にあったリラックス方法を見つける

眠りを妨げる不安やストレスは、その人なりの生活環境や年齢、対処法なども深くかかわっているので、誰にでも通用する対策を立てるのはむずかしいのですが、一時的にでも軽くする方法はいろいろ考えられています。これは脳が活発に活動している状態と、眠りに入る状態の間をうまくつなげるために大切なことです。

私たちの睡眠は、電気のスイッチをオフにするようにはいかず、眠りの準備ができるまでにだらだら過ごす時間があることを思い出してください。こういった中間にあたる時間を確保して、眠りの準備を体の中で進めてあげれば、不安やストレスの減少だけでなく、不眠の解消にもつながります。「これなら自分はリラックスできる」という方法を見つけましょう。

眠る前のリラックス法には、体を介して緊張をほぐすものが多く、3つに分類されます。

①体をリラックスさせる

筋弛緩法《きんしかんほう》や呼吸法、ストレッチなどで体をリラックスさせることは、心の緊張をとることにもつながります。これで眠りのメカニズムへのバトンタッチがしやすくなります。

②心地よいことをする

ハーブの香りをかぐ、心地よい音楽を聴く、好きなテレビやDVDを見る、照明を調節する、あるいは眠りやすい寝具を選ぶなど、心地よいことをすること。あるいは体が心地よいと感じる睡眠環境をつくることです。

③眠りのしくみを活性化させる

入浴や運動などをうまく用いて体に働きかけることで、体を眠りやすい状態に持っていくことです。

このように不眠を解消する方法やリラックス法はたくさんありますが、それらを選択・実行する際には、その方法が「自分にとって心地よいかどうか」という感覚だけを重視しましょう。それが大原則です。「人から効果があると聞いた」とか「眠るために」ということで我慢して続けるのは、むしろマイナスです。「あまり心地よくないな」と感じたら、すぐにやめましょう。不安と不眠に関しては、「努力と忍耐は心地よさの大敵」と考えてください（なお、リラックス法については6章でより詳しく解説します）。

ここまで断言するのは、心地よくなければリラックスできないし、我慢すればむしろ緊張が強くなるからです。ふつうに感じる心地よさだけに素直になってください。あれこれむずかしく考えることは不要です。

2-2

不眠そのものが新たな不安となる「不眠恐怖」を解消する

前項で述べたように具体的な心配事やストレスに関係して起こる不眠は、私たちは誰でも経験することです。こうした不眠は基本的には一時的なものです。

それが運悪く心配事が重なり、眠れない日が続くことがあります。不眠は、つらく苦しいものですから、夜になると「また眠れないのではないか」「眠れなかったらどうしよう」という新たな心配事を発生させます。こうなると、事態はこじれます。夜になるたびにこの不安が頭をもたげてくるため、さらに緊張し、頭が冴えて眠れなくなってくるのです。

人に理解してもらえず、孤独の中、不安は増し、不眠は毎晩続くようになります。つまり不眠恐怖症になってしまうのです。

ケース▼1 早寝をしようと努力して不眠になり、眠る自信がなくなった

55歳の女性です。真面目で面倒見がよく、誰からも信頼される性格です。町会の役員になってから、町会の会議がある前日には決まって寝つきが悪くなりました。

もともと夜は23時から24時くらいに寝床についていたのですが、町会の会議がある前日には寝つくまでに1～2時間かかることがあります。寝つけずに寝床のなかで悶々と過ごす時間はつらく、孤独です。翌日の朝もすっきりしません。

そのうちに、また今晩も眠れないのではないかと気になり、21時頃から寝床に入って準備をするようになりました。

そうすると、かえって寝つけず、ますます眠る自信がなくなってきました。一日中、眠りのことが気になるようになりました。睡眠不足を感じて、日曜日には昼まで寝ているようになりました。

ケース▼2 なぜ自分だけが眠れないのかと孤独感が強まる

以前紹介した46歳の男性です。仕事が忙しく、ストレスがたまっているのに、ストレスを解消する時間がとれない状況が続いていました。最近はタバコの本数も増え、会社の健康診断では血圧が高いことを指摘されました。

夜中によく目覚めることがあります。いったん目覚めると、なかなか寝つけません。目をつぶって横になっていると体が休まるはずだと、じっとしているようになりました。隣では妻が眠っているのですが、なぜ自分だけが眠れないのかといらいらしたり、孤独感が強まったりします。昼間あったことを思い出して反省したり、翌日のことを心配して取り越し苦労をしてしまい、ますます不安になってきました。

理由●1 不眠による心身の不調が新たな不安を作り出す

不眠は、不安や心配事、ストレスがきっかけで起こることが多いものです。これらが原因で一時的に眠れなくなるのは、ごく自然なことで、私たちには誰にでも起こり得ます。

たとえば、職場や家庭で人間関係の問題があったときも、後悔の念、怒り、相手との関係悪化への心配などのせいで、なかなか眠れないことがあるかも知れません。しかし後日、相手の方と仲直りしたり、あるいは、もう和解できないとあきらめるなど、いずれにせよ解決の方向が見えて、不安やストレスの原因が減ってくると、眠れるようになります。

このような不眠の多くは一時的なものです。私たちが生活するうえでこうしたことをすべて避けて通ることはできません。あまり心配することはないのです。

ところが、不安などで眠れなかった翌日に、運悪くミスやトラブルが起きてしまうこともあります。それを「昨晩、眠れなかったせいだ」と考えるようになると、少し様子が違ってきます。たとえば、試験前日に緊張と不安でよく眠れなかった、試験の出来はさんざんだった、という場合です。

試験が不出来の原因は、勉強不足、ケアレスミス、ヤマがはずれた、時間配分のミスなど、実際にはいろいろ考えられるはずです。しかし、前の日の不眠がつらかったことにとらわれすぎると、「眠れなかったから、頭がうまく働かず試験ができなかった」「試験の不出来は不眠のせい」と考えるようになってしまいがちです。

そして、試験が終わったあとになっても、「眠れないと困ったことが起きる」という考えが残って「眠れなかったらどうしよう」という不安がこころの中に居座ってしまいます。こうした心配や不安が元になって不眠は慢性化してくるのです。

不眠が何日か続くと、体や気持ちに、いろいろな不調が出てきます。

体の面では、肩こりや頭痛、胃腸の調子が悪いなどの症状が出やすくなります。疲れやすくなったり、疲れが取れないような感じがする人もいます。こころの面では、なんとなくやる気がでない、イライラ感が強い、集中できないなどといった訴えが多くなります。さらに、睡眠に対するこだわりや心配が非常に強くなることも多く見られます。

思い込みや気持ちの持ち方だけでなく、実際こうした不調が起こってくると、眠れないというつらさに、こころと体の不調が加わって、よけいにつらくなります。「ずっと、こんなつらさが続くのか」「いつになったら眠れるようになるのか」などといった強い不安が生まれてくるのです。

このように、眠れないことが新たな不安を作り出すことも、不眠が慢性化する原因として働きます。

理由●2　不眠そのものが不安の対象になる

何かのかげんでよく眠れない晩は誰にでもあるものです。たまに二晩くらい続けてよく眠れないことがあっても、いつの間にか眠れるようになるというのが普通です。けれども、仕事上のミスなどがこころの中で不眠と結びついたり、不眠によるこころや体の不調があったりすると、眠れなかった次の日に不都合が起こることへの不安が生まれて、不眠が慢性化するようになります。

さらに高じると、不安や心配の対象が不眠そのものに向けられていきます。「今晩、眠れなかったらどうしよう」「寝つけずにつらい思いをするのはいやだ」「おそらく今夜も眠れないのではないか」などといったふうになってきます。

もともと現実的な出来事に対する心配や不安が眠れなかった原因だったのに、「眠れないのではないか」という不安が不眠の原因となってくるのです。

長く不眠で苦しんで病院に来られる方の話を聞いていると、この「もし今晩も眠れなかったら……」という恐怖感がいちばんの不安の種になってしまっているのがわかります。

寝床に入った瞬間から、このような不安が頭に浮かんで、ますます眠れなくなるのです。極端な場合、寝床につく前、夕方、さらには昼間から眠るときの心配をするようになります。このこと自体がこころの面での不調感を増すことになります。

眠るために寝床につくのは毎晩のことです。夜になると、私たちは必ず寝床につくわけですから、不眠に対する不安が強くなると、寝床につくたびに不安に襲われることになります。眠れなくて苦しかったことが頭から離れられなくなり、人によっては

●不安との相互作用で不眠は慢性化する●

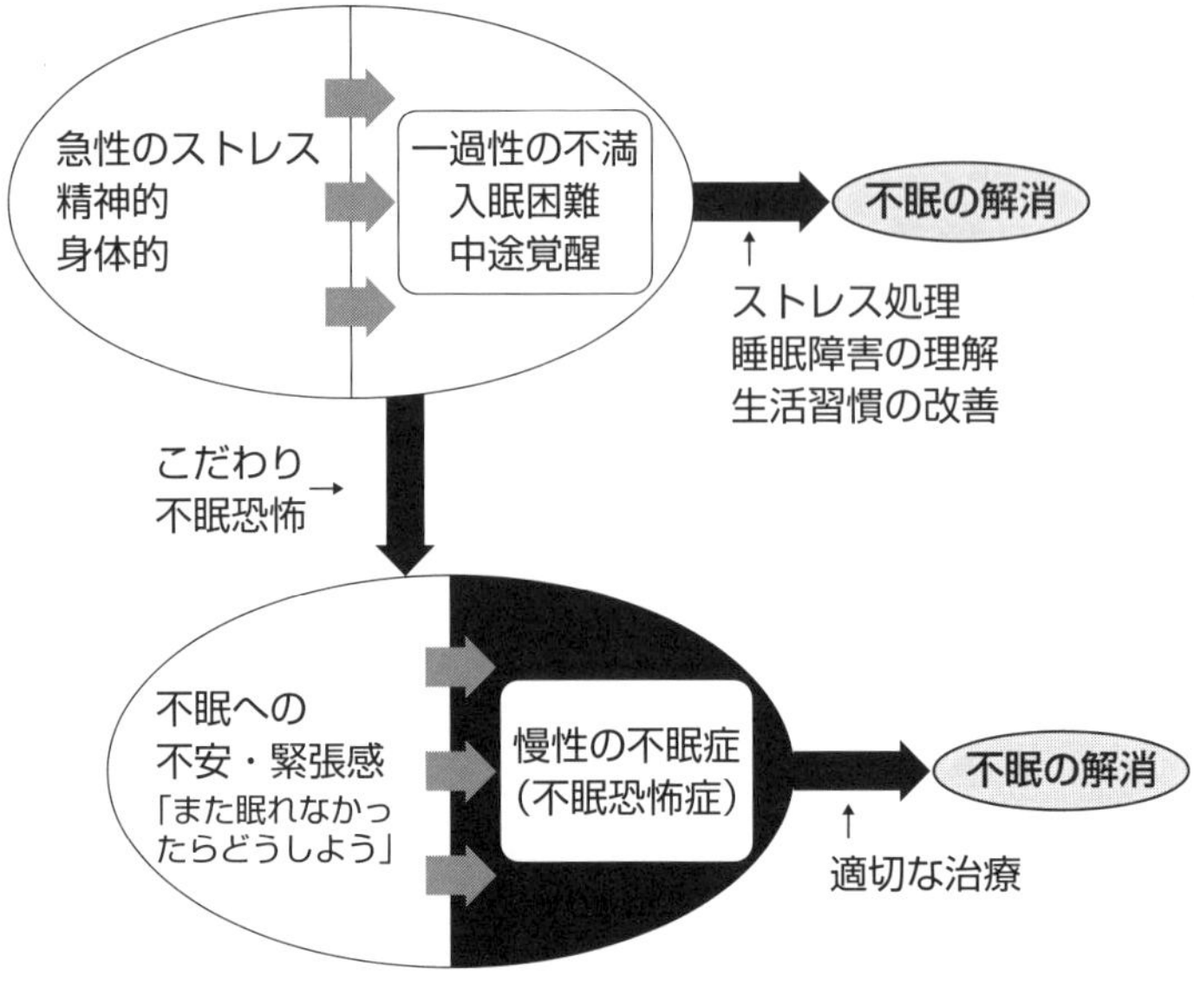

寝床につくことさえ怖くなる場合もあるのです。

このように不安と不眠が悪循環を起こして、互いに影響しあっていくような形で、不眠は慢性化していきます。

こうして不眠恐怖という悪循環にはまってしまうのです。

対処法1
不安や心配事にこだわらず折り合いをつける考え方を身につける

「頭が回転する」というように、私たちのこころは、いったん働き出すとその方向に向かいやすいという性質を持っているようです。「次から次へとアイデアが湧き出てくる」「イメージがどんどん拡がっていく」などが、その良い例かもしれません。悪いことも同じで、一つの心配事があると、それに関連することも心配になって、心配が他の心配を呼んで雪だるま式に大きくなっていきます。

最初の不安はささいなものなのに、不安の連鎖が働き出すと、悪い方へ悪い方へと拡がって、いつの間にかたいへん深刻な不安になってしまうのです。

一つの心配事について解決ができたとしても、また次の心配事がこころに浮かんでくるのはよくあることです。あたかもこころの中に心配事が入るポケットができてしまい、解決策を思いついてそれがカラになってしまうことさえ不安であるかのようになっているのです。

そこで、こうした連鎖を断ち切るためには、まず何よりも連鎖が始まる前に、不安の正体を見きわめて、こころを少しでも軽くできれば、深刻にならないですみます。

私たちにとって、未来に何が起こるかは実はわからないものです。だから心配になります。しかし、心配をするからこそ慎重になって用心深くなるのです。心配や不安は、私たちにとって危険を避けるための重要な知恵ということができるのです。不安が起こる背景には、「より良くありたい」という気持ちがあることを思い出してみましょう。

不安がやっかいなのは、不安が連鎖反応を起こすからです。これがうまく抑えられれば、私たちの対処法も見つかるはずです。

●折り合いをつけるため流れにまかせてみる

私たちの祖先は、なにか敵対するもの、不都合なものと戦うだけでなく、折り合いをつけることで生き延びてきました。ただひたすら敵と戦って強ければいいというのでは、生き延びることはできません。どこかで折り合いをつけることが、サバイバルを可能にしてきました。

他の動物に比べて非力な人間は、それによって生き延び、独自の発展をしてきたのだと考えられます。

よりうまく生きていくためにはどうしたらよいかを模索してきた結果、私たちの中には「昨日起こったことは変えられない」と、「明日のことはわからない」と考えるしくみがしっかりと組み込まれてきたのです。

たとえば、過去の失敗について反省するのも、明日のことを前もって考えておくことも大切なことです。学校で小さい時から繰り返し教えられてきたのは、こうした考え方だったかもしれません。どちらも、私たちが賢く生きていくために重要な考え方ですが、あまりにそれにとらわれすぎると不安はどんどんふくらんでしまいます。

過去の失敗について、とめどもなく長く、くよくよと考えたり、ああすればよかった、こうすればよかったと後悔したりする。明日のことについて、非常に細かな点までどうなるかと考えて、そのことを心配する。こうなると心の中が漠然とした不安でいっぱいになってしまいます。

それに歯止めをかけるのが、この「過去のことは変えられない」、あるいは「未来のことはわからない」、つまり「行動にも思考にも自ずから限界がある」という考え方です。私たちが生活をし、経験をつんで、大人になると自然に身についてくる考え方です。これが大切なことなのです。

このようなしくみは、意識していなくても、こころと体が健康なときには自然に機能しているのです。このおかげで、ある程度以上は悩まないですみ、こころの健康を保つことができるのです。

私たちのこころの働きはたいへん精巧にできていて、一つの方向にどんどん向かわせるようなしくみと、それをコントロールして暴走を防ぐしくみとの両方を併せ持っているのです。

不安や心配事があったとしても、それにこだわりすぎることなく、自然な働きにまかせることで適正な処理ができることを知っておきましょう。これはいろいろな出来事を受け入れていくというふうに言い換えてもよいでしょう。

対処法2

悩むなら寝床から出て明るい場所で。不安と不眠とを結びつけない工夫をする

私たちは、前向きに生きていこう、明日をより良くしようと考えていても、不安やストレスからは逃れられないものです。そういう意味では、時々不眠になってしまうのもしかたないかもしれません。それだったら、多少ストレスがあっても、不眠にならなければよしと考えましょう。不眠にならなければ、不安やストレスが重くのしかかることもなく、ある程度眠れることで、こうした不安もやわらいでいきます。そのためには、不安そのものを軽くするように頭を切り換えると同時に、不安を不眠と結びつけない工夫をすることも大切です。

まずは発想を変えてみましょう。

「不安があるから眠れなくて困る」という考え方から、「不安がある時はなかなか眠くならない」という考え方に変えていくのです。

不安があるときは警戒心が高まっている状態なので、頭が冴えてなかなか寝つきにくくなります。これは私たちの生き物としての性質の一部だと考え方を変えてみるのです。このために、警戒心が強くなりやすい暗いところで悩むのではなく、明るい場所に移動する。あるいは寝室を明るくしてリラックスして過ごし、眠気を感じてから寝床につくようにすれば、徐々に不安と不眠のあいだにできた結びつきを解消することができます。

もし寝床に入ってから悩むようなら、寝床から出て明るい場所で悩みましょう。警戒心や取り越し苦労からくる心配事、不安などに対して、少し良い考えが出てくるかもしれません。

不安や心配事の種は、仕事のミスや明日の暮らし、家族や知り合いとの気持ちの行き違いといった類のものですが、それこそ大昔は、食糧がなくなる、動物に襲われるといった生命に直接関わる問題だったと思います。

不安があって眠れないと「自分は心配性だから」とか「取り越し苦労性だから」などと嘆く人もいます。しかし、自分はダメ人間などと考える必要などないのです。

失敗やミスを不眠と結びつけることをやめると楽になります。失敗の原因は眠れなかったせいだけではないかもしれません。少し時間を置いて、なぜうまくいかなかったのかを冷静に考えてみると、眠れなかったということ以外の理由もたくさん見つかってくるものです。

対処法3

理想を求めすぎず、ほどほどのところでいいと考える

なにかの理想を持っているときに、それが絶対に不可能なのか、それとも努力すれば可能になるかで、気持ちに大きな差ができます。前者ならあきらめがつきますが、後者だとかえって不安が生まれやすくなります。意外かも知れませんが、理想が高ければ高いほど、悩みは少なくなることもあるのです。理想が極端に高いために、日常的なささいなことは気にならないからです。

理想を抱き、それに向かって努力を続けるのはすばらしいことです。けれども、細かいことを一つひとつ理想と照らし合わせ、理想どおりにしなくてはいけないというふうに考えると、ストレスは大きくなり、自分を苦しめることになります。なにごとにも100%を求める完璧主義は、こうしたことを招きやすいのです。

不眠について言えば、自分で描いた理想の睡眠をとりたいと考えるために、どんなふうに眠っても満足しない、不満が募る、ストレスがたまる……これでは、不眠のつらさからなかなか逃れられません。

「日中の活動がしっかりできる程度に眠れればいい」「万事ほどほどのところでいい」と考えるのが、不眠を避ける早道になります。

不眠に悩むことなく、うまく睡眠をとって生活している人たちは、理想の睡眠を完璧にとりたいなどと通常考えていません。眠ることを意識せずに夜はゆったり過ごし、疲れを感じたり、だるさを感じたりして、なんとなく眠り、朝もいつもの時刻に目覚めて起床し、身支度をして、朝ごはんを食べているときに、今日も一日なんとなく過ごせるかなと思いながら会社や学校に出かける――こういう人たちが一番健康な人たちなのです。

「こうであるべき」「こうするべき」ということを強調する考え方は、「妻は家事をきちんとするべき」「男は寡黙で実直であるべき」といったひとつのスタンスを整えるのには適した考え方で、集団での心構えなどを提示するには役立ってきました。ただ、これにとらわれすぎると、柔軟なとらえ方ができなくなり、考え方や行動、可能性の幅を狭めます。がんじがらめになって息苦しくなります。過去に当てはめると、「こうすべきであった（のに、できなかった）」と後悔の念ばかりが強くなります。どちらにしても、不安やストレスを強めることになるのです。

睡眠についてこのように考える人が不眠症になると「何時までには眠るべきである」とか「毎日、何時間は眠るべきである」ということにこだわりがちになります。これは、日中に調子が悪いのは眠れないせいだという考えが強くなるために起こってくるものです。

睡眠は意思の力で自由にコントロールできないしくみです。しかも、年齢、季節によって変わるし、厳密に言えば日によって変わるのが自然です。枠をはめようとすると、かえって不自然になってしまいます。

「理想の睡眠」について、いろいろなことが言われ、半ば常識として流布していますが、その常識の中には、科学的な根拠に乏しいもの、あるいは明らかに誤りであるものがけっこうあります。にもかかわらず、自分の睡眠を世間で言われている理想の睡眠と比較して、眠りに自信がもてずに不安感を強めたり、常識どおりに実行しようとして、自分を苦しめてしまうのです。

理想の睡眠をとっているという人に会ったことはありますか。実は、睡眠にちょっと不満というのが健康な人の特徴なのです。最近の研究成果を見ていると、生き物としてほどほどのところにあることが一番健康で長生きすることだとわかっています。極端な理想を求めるのは、かえって妨げになることが多いのです。

不眠を解消するには、まず誤った睡眠の常識を捨て去ることが近道です。眠りに対する考え方が柔軟になり、気持ちが楽になり、それだけで不眠が軽快・解消することもあります。

対処法4

「8時間睡眠」にとらわれない。人それぞれ状況しだいと考える

間違った睡眠の常識の一つに、「睡眠は8時間必要」というものがあります。しかし、これまで述べてきたように成人では8時間睡眠にこだわる必要はまったくありません。

実際、8時間睡眠より6～7時間睡眠の人のほうが長生きするという報告もあります。米国で

110万人を対象に行った「睡眠と死亡率」の調査では、極端に睡眠時間の短い人や、極端に長い人は、6年後の死亡率が高いという結果が出ました。もう少し詳しく見ると、一番死亡率が低かったのは7時間の人で、その次が6時間、その次が8時間という順でした。健康によい眠りは、8時間ではなく、7時間ではないかというように現在では変わってきています。ただし、さらに極端に短くなると6年後の死亡率は逆に高くなることもわかっています。

高血圧と睡眠の関係を調べた調査では、7時間睡眠の人が高血圧になりにくく、それより長すぎても、短すぎても高血圧になりやすいことがわかりました。糖尿病と睡眠の関係でも、同じく7時間睡眠の人がもっともかかりにくく、長い人と短い人がかかりやすいという結果が出ています。高脂血症の調査では、6時間台の人の頻度が低く、短くても長すぎても頻度は高くなっています。

このように、ほどほどの睡眠時間をとっている人たちが病気になりにくいということがわかってきました。睡眠不足が体に変調をきたすことは、これまで述べてきたとおりですが、実は睡眠時間が長ければ長いほど健康であるかというと、実はそうでもないということが調査結果に現れています。つまり、睡眠時間はほどほどが一番と考えておきましょう。

また睡眠時間が極端に短い人や、極端に長い人は憂うつ感が強いという結果も出ています。憂うつ感が一番弱かった、つまり、こころの健康度が高かったのは、どの年齢層でも睡眠時間が7時間前後の人でした。睡眠時間が極端に短い人や8時間以上の人は憂うつ感が強いということです。

こう考えると、つい7時間にこだわりたくもなります。米国で7時間の人が一番長生きだとい

▼「8時間睡眠」神話はどうしてできたのか

8時間は、1日24時間の3分の1です。働く時間は8時間が一般的ですから、食事などその他の活動で8時間を睡眠に当てる。これなら、すっきり3等分できて落ち着きがよく、「人生の3分の1は眠っている」などという言い方もできます。

本文で述べているように、8時間にこだわる必要はまったくありません。

う研究報告が出たとき、睡眠の専門家のところに「ぴったり7時間眠ることで長生きをしたい」という人がたくさん訪れたということを聞きました。あくまで、これは平均的なものです。自分にとってのほどほどが一番と考えてください。

睡眠時間は年齢や季節によって変わるのが自然です。また、日によっても違ってくるものです。私たちの睡眠時間は、夜の長さと関係して季節によって変化することもわかっています。つまり、日が短くて夜が長いときには、睡眠もやや長めになりますが、日が長くて夜が短いときには、睡眠は短めになります。こうした変化があることが一種の健康の証になりますから、時計に正確に眠ろうとして、何時に起きて、何時に眠らなくてはならないという考え方を一年中するのは、実は健康を求める考え方ではないのです。

睡眠は意思の力ではコントロールできません。睡眠時間は、人それぞれ、状況しだい、と柔軟にとらえることが得策です。

2-3

心配事やストレスがあるときは縁起の良くない夢を見る？

心配事や気がかりなことがあると眠りに影響がでます。重要な試験の前日、寝床についても眠れなかったという人や、仕事の重責で夜中に何度も目が覚める人もいます。大変なことが控えている日には、寝床から出るのが嫌になる人もいます。苦労が絶えないと夢見が悪くなり、追い詰められた夢で朝方に目を覚ますこともあります。見たくない最悪の結末の夢を見て悩むという人もいますし、ストレスがあると昔の仲間が夢に出て力づけてくれるという人もいます。人によって睡眠への影響は違うものなのです。

夢はレム睡眠という浅い眠りの状態に伴って現れるこころの体験です。レム睡眠の時に、脳は軽くまどろんだ状態で、外界からの情報は物理的に遮断されています。鼓膜がいくらか振動しても内耳に伝わらず、音としては聞こえてきません。目の瞳孔は縮小し、光の情報も入りにくい状態になっています。

レム睡眠中は脳から筋肉への運動指令も遮断されます。体を動かそうとしても動けない金縛り状態になっています。このために、夢を見ているときに体が動き出したりしないのです。ネコを使った実験では、金縛りを起こす神経を働かせないようにすると、レム睡眠になるたび、何もないのに獲物に飛びかかる動作や、威嚇する動作を繰り返します。きっと獲物をとる夢や戦う夢を見ているのでしょう。

これと似た状態が睡眠の病気で起こります。「レム睡眠行動障害」という病気です。この病気ではレム睡眠中には脳からの運動指令を遮断するという本来働くべきしくみが働かなくなっているのです。ネコの実験のように、夢が行動となって現れ、寝ぼけてしまうのです。叫んだり、手足を激しく振り回したりしている人を、行動中に目覚めさせると、男性では襲いかかってくる動物や泥棒と戦う夢、女性では子どもが谷に落ちそうになって叫ぶ夢など、まさに危機的状況の悪夢を見ているのです。

フランスの高名な神経科学者であるジュベ教授は、これらレム睡眠に関連して観察された行動と夢には、動物と人間に共通した生存のための意義があると考えました。レム睡眠中には、動物も人間も危機に対処する行動をリハーサルし、いつでも行動できるように練習しているというのです。そうであれば、私たちの夢が、常に心地よく縁起の良いものでなくていいのだと納得できます。

ケース▼1　寝ぼけて歩き回る

78歳の主婦です。20代の頃から、よく寝言をいうと指摘されていました。63歳の頃から、夜、睡眠中に大声で叫んだり、半開瞼のまま起き出し、歩き回ったりするようになりました。76歳のときには、寝ぼけて歩き回り、転んで頭部に外傷を負いました。心配した家族に付き添われて脳外科を受診したところ、睡眠中のてんかん発作が疑われ、薬が投与されましたが症状は軽快しませんでした。

78歳になり、症状が改善されないため、私たちの精神科を紹介され入院することになりました。家族によれば、こういった寝ぼけは入眠後2時間くらいから、1〜2時間間隔で周期的に現れて約20分続き、再び静かな睡眠に移行するということです。寝ぼけた際に呼びかけると、本人は完全に覚醒し、怖い夢を見ていたと話すのです。

ケース▼2 寝ぼけて大声を出し、暴れる

67歳の老人ホームに在住する男性です。53歳のとき、胃潰瘍で入院した病室のほかの患者さんから、睡眠中に大声で笑ったり、叫んだりするのを指摘されました。62歳の頃から夜間に寝ぼけて歩き回るようになりました。

歩き回ると同時に壁を拳で叩くなどの行動も見られ、手に外傷を負うことも何度かありました。物を拳で叩いたときの痛みで目覚めると、ベッドから離れた場所に立っていることに本人も気づき、なにかに追われて戦っている悪夢を見ていたと回想することがありました。67歳のとき、寝ぼけて歩き回っているあいだに転び、頭部に裂傷を負ったために外科を受診し、私たちの精神科に紹介されて入院することになりました。

対処法● 夢から覚める、金縛りから抜け出すには目を動かす

生理学的な視点からみると、夢はレム睡眠という睡眠状態に起こるこころの面の随伴現象と考えられます。とくに視覚イメージが中心となったものです。

レム睡眠の脳は軽くまどろんだ状態ですが、外界からの情報が物理的に遮断されています。鼓膜から内耳に音を伝える耳小骨のつながりがゆるんでいるために、鼓膜がいくら振動しても内耳

には伝わらず、音としては聞こえません。目の瞳孔も縮小し、光の情報も入りにくくなります。脳から筋肉への運動指令も遮断されるため、体を動かそうとしても動かせない金縛り状態になっているのです。

睡眠ポリグラフ検査を行いながら、レム睡眠になったときに覚醒させると、ほぼ100%の人が夢見を体験しています。多くは視覚的イメージで、言葉で説明するのは難しいけれど、確かに見ていたという経験を語ります。ただし、このときによく内容を聞いておかないと、朝までのうちに忘れてしまうことが多いのです。

前述した「レム睡眠行動障害」は高齢男性に多く発症する病気です。この病気では、レム睡眠中の金縛り状態に関連した神経機構が妨げられるため、レム睡眠になるたびに、大きな声で寝言を叫んだり、手を挙げてものをまさぐるような動作をしたり、殴る蹴るという暴力的動作、ひどいときには歩きだす、という寝ぼけ行動に陥ります。体を揺すったりしてしっかりと覚醒させると、本人は夢を見ていたといいます。夢の内容を聞くと、観察された動作とぴったり符合する内容なのです。

気持ちの問題と夢の内容についてはまだまだ調べていく必要があります。

なぜ昼間の生活の中では考えもつかないような奇妙なストーリーとなるのか、無意識が何かを私たちに知らせようとしているのか、何かを予言しているのか、ストレスや気分と夢の内容は関係するのか、など、次々と疑問が生じます。実は諸説あっても、科学的にはまったくわかっていないのです。

悪夢と関連して、金縛りを感じて恐怖感をもつという人もいます。脳は目覚めているのに、レム睡眠に特有な脳からの運動指令を遮断するしくみが働いてしまう場合に金縛りを感じ、このとき、しばしば夢体験を伴います。多いのは、寝室に誰かが入ってくる、体が宙に浮きあがるとか、何かが胸の上に乗っている、といった夢です。呼吸が困難に感じられることもあり、この場合に強い恐怖感を伴います。

対処法としては、金縛りが起こってしまったら、あせらずに意識的に目を動かすことが早く抜け出す助けになります。夢を見ているなら、夢の中で何かを見つめていくのも一つの方法です。レム睡眠中には脳からの運動出力が遮断されますが、目だけは動かせるため、積極的に動かして目覚めてしまおうというわけです。

3章

不眠はうつと密接な関係がある。うつ病を疑うケースとは

3-1

不眠が2週間以上続くようなら うつ病を疑ってみる

●不眠がうつ病の前兆として現れるケース

不眠と関係のあるこころの病気で、もっとも注意が必要なのは「うつ病」です。「うつ病」の人は、気持ちが沈み込んで憂うつになっています。「憂うつだ」「悲しい」「何の希望もない」「落ち込んでいる」と表現することが多いようです。人によってはこうした気持ちを表立って口にしない人もいますが、いまにも泣き出しそうな表情や繰り返すため息など、憔悴しきった雰囲気が伝わってきます。

こうした症状は午前中にひどく、午後から夕方にかけて改善していきます。また涙もろくなることもあります。何かに感動して涙もろいのではなく、一人でいるとつらく、あるいは情けなくて涙が出てくるのです。

気分転換しようにも、ものごとに興味がもてず、楽しめないので、それもかなわなくなります。何をしてもおもしろくないし、何かをしようという気持ちさえ起きなくなってきます。友達と会って話をするのが好きだったのに、会ってもおもしろくないし、かえってうっとうしくなってきます。運動が好きだったのに熱中できなくなり、テレビでスポーツ番組やドラマを見てもおもしろくありません。音楽を聴くのが好きだった人が、音楽を聴いても少しも感動しません。性的な関心や欲求も低下してきます。

不眠の悩みを訴えて診察にくる患者さんで、実はうつ病だったというケースが多く見られます。不眠による心身の不調を訴える人の多くが、実はうつ病の患者だと指摘する人もいます。うつ病になると、よく眠れないために、起きたときの充足感がなく、体の面でも、気持ちの面でも回復できません。休息がとれなくなっているのです。不眠がうつ病の最初の症状であることも多く、そのほかの憂うつ感などの症状がしだいに加わってくることも多いようです。そのため「眠れないから気分がすぐれないのだ」と考え、何とか長く眠ろうとして極端に早くから寝床についたり、長いあいだ寝床にいたりしがちになります。するとさらに気分がすぐれなくなってくるのです。

そして、最初はよく眠れないから調子が良くないと思っていたのに、いつの間にかなんとなく気持ちが重たい、新聞を読む気がしない、テレビを見ても笑えなくなった、楽しみだった読書ができなくなった、食欲が落ちたなど、うつ病の症状を発症している場合が多いのです。

不眠は、うつ病のサインの一つです。うつ病の軽い段階では、不眠や倦怠感など体の症状だけで、憂うつな気分など、こころの面での症状は自覚されないこともあります。不眠症だと思っていたが実はうつ病だった、あるいは不眠症はうつ病の前兆だったということがあります。うつ病であることがわからずに無理をすると、不眠はさらに悪化してしまうこともあります。ですから、不眠が長引いたら、「うつかな」と考えてみることも大切なのです。

国の自殺対策「睡眠キャンペーン」では、2週間以上続く不眠はうつ病のサインとしてとらえ、専門医への受診をすすめています。うつ病にかかった人の9割以上が何らかの不眠に苦しんでいるからです。悲しいことに、私たちの国で1年間に自殺する人が3万人を超えてから10年以上たちます。自殺される方は中年以降の男性が多いのですが、この年代の男性はうつ病で受診するのをためらいます。このキャンペーンのポスターには「パパ、ちゃんと寝てる？」という呼びかけがなされていました。これは当を得ていると思います。これを最初に行った静岡県富士市では自殺者が減ったという結果が出ています。

●不眠がうつの原因となるケース

一方で、最近になって、**不眠があるとうつ病にかかる危険性が高くなる**こともわかってきました。アメリカの調査で、不眠のある人は、数年後までにうつ病になる危険性が高いことが報告されています。また、若い頃に不眠を経験した人は、30年後までにうつ病になる危険性が、不眠にならなかった人の2～3倍だという研究結果もあります。

不眠があるとうつ病にかかりやすい理由としては、次の3つが考えられます。

1、不眠になった人は体質的に、あるいは性格的にうつ病になりやすい可能性があること。

2、うつ病が起こるときは、前ぶれとして不眠が出現するのかもしれないこと。

3、不眠によって生じるさまざまな心身の不調が重なって、うつ病を引き起こすこと。

いずれの点についても調べる必要がありますが、私は3番目の考えが重要だと思います。不眠とうつ病の関係は、どうも原因であり、かつ結果であるらしい。これから、不眠も含めて、うつ病のケースを具体的に見ていきましょう。

ケース▼1 眠れない、家事が手につかない

40代後半の主婦です。3週間ほど前から、夜なかなか寝つくことができなくなりました。眠った気がまったくしなくなり、日中に心身の不調が現れました。家事も手につかなくなりました。「眠れないから調子が悪く、やる気も起きないのだ」と考えました。寝つきを良くしようと早く寝床に入ったりしましたが、症状が改善されないので、精神科を受診しました。医師に質問され、よく考えてみると、不眠以外に次のような症状があることに気づきました。

・朝起きた時に気分が沈んでいる
・テレビや新聞を見たり、読む気がしなくなった
・食欲がなく、なにを食べてもおいしくない
・意欲が低下していて、趣味のお菓子づくりも園芸もおもしろくない
・家事が手につかない。もともと料理好きなのに、台所に立っても手が動かない

二人目の娘が成人し家を出た頃からこうした気持ちになることが時々あるようでした。専業主婦としてこれまで子どものために働いてきて、やっと手がかからなくなってきたので人生を楽しもうと思っていたのに、どうしてこうなったのか。そんな気持ちがつのってきました。

ケース▼2　原因不明の体調不良、不眠が重なる

50代の男性です。責任感が強く、生真面目なタイプで、これまで人一倍働いてきました。会社でのポジションは順調でしたが、半年ほど前から先頭に立って切り盛りしているうちに、体調を崩してしまいました。腰痛と肩こりがひどく、同時に胃の不快感もあり食欲がありません。寝つけない日も多くなりました。眠れないために日中の心身の不調は増してきました。

3週間たっても症状に改善が見られなかったので、内科医を受診しました。内臓の検査ではこれといった病気が見つかりませんでした。近所のメンタルクリニックを訪ねて相談したところ、こころと体の症状について尋ねられました。気持ちが重たいのが続いていること、自分で気分転換しようと趣味の音楽を聴いてもまったく楽しめないこと、夜眠っても休息感がなく気持ちの面での不快な感じが朝からひどいことなどがわかりました。うつ病であると診断されました。

医師からは、半年前からちょっと無理をしすぎたことが引き金になったかもしれないが、きちんと治療して休養がとれるようになれば治ると説明されました。

うつ病では、初めは体の症状のみ自覚されることがよくあります。頭痛、腰痛や肩こり、背中の痛み、便秘などの胃腸障害、汗をかく、さまざまな症状があります。入眠障害、中途覚醒、早朝覚醒、熟眠障害などの不眠も出ます。疲れやすい、だるい、食欲が低下する、性欲が減退するといった身体症状も現れます。傍からは口数が減り、ぼうっとしているかと思うと、瞬きばかりしていたり、溜め息が増えるのが特徴です。よく話を聞くと、気分の重たい感じや、楽しめない感じが早期からあることが多いようです。

ケース▼3　月経直前になるとだるくて憂うつになる

29歳の歯科衛生師です。24歳の頃から、月経直前の数日間は、なかなか眠りにつけず、眠っても浅い感じで、日中になると不快感と強い眠気が出現するようになりました。この時期には体のだるさとともに憂うつ感がひどくなり、食欲が出て、とくに甘いものをたくさん食べてしまうようになりました。こうした症状は月経が始まって2日目頃になると消失します。

ケース▼4　毎年秋頃になると、寝床から起きられず、憂うつ感が高まる

28歳の女性です。大学3年生の秋頃から、毎年秋になると、食欲が高まり、甘いものや、食パンをむやみに食べるようになりました。また朝寝床から起きるのが困難になり、長く眠っているのに回復感がない、そのうち11月になると憂うつな気分にとらわれるようになりました。

こうした症状は12月にもっとも著しく、とくに治療は受けませんでしたが、3月はじめから軽快し始め、4月中旬には症状がすっかりなくなります。ところが、また秋になると同じような心身の変化に悩むということを毎年繰り返してきました。

ケース▼5　躁とうつの正反対の症状が見られる

商店を経営する45歳の男性です。30歳頃に抑うつ的になったことがありましたが、3ヶ月の短期通院で抗うつ薬の投与を受けて改善しました。父親を失ったあと、1ヶ月間ほど元気がないように見えましたが、1週間ほどたった頃から、眠らず、おしゃべりになり、大きな声で笑う様子が見られました。店の客と面白そうに話をしているかと思うと、ちょっとしたことで機嫌を損ねて大声で怒ったり、悪態をついたりします。

1日中店の商品を移動させたりして、せわしなく動いているようになりました。気が大きくなって仕入れをたくさんするようにもなりました。この1ヶ月は酒量も増えました。妻と母に説得されて精神科を受診しましたが、本人は「なぜ自分が受診しなければいけないのかわからない」と受診に対する不安を述べました。

対処法1

うつ病の治療には精神療法と薬物療法の両方が使われる

うつ病では、気持ちが重たく晴れない感じが強くなり、憂うつな気分になります。これに加えて、ものごとに興味が持てず楽しめなくなってきます。気力や意欲面では行動に移すことができず、何かをするのもおっくうになってきます。さらに物を考えること自体がしんどくなってくるのです。

思考内容にうつ病の影響が出てくると、悲観的にしかものごとを考えられなくなります。自分を責める傾向が強くなり、「自殺したい」という考えが浮かんで、これで頭の中がいっぱいになることもあります。さらに自殺の方法を考えるようになり、自殺企図が起こることもあります。

●精神療法の内容と薬物療法で使われる薬

うつ病の治療では、精神療法と薬物療法の両方が必要です。精神療法では、基本的に支持的な療法を行います。

「支持的療法」としては、医師は、患者さんが困っていることに耳を傾け、よく理解しようとつとめます。このとき聞き手である医師はその人の立場や状況に自分がいるかのように考えながら、体験した人の身に自分を置き換えながら話を聞きます。こうして話を聞きながら、どのような経過でうつ病が起こったのか、どのように苦しかったかについて、医師があたかも体験したかのようなかたちで理解していきます。そのうえで共感と言って、もし医師がその立場にいたらどう感じるかを話すのです。このことだけでも、うつ病の人はほっとするはずです。支持的精神療法はこうして行われます。

「認知行動療法」という治療法も使われるようになってきました。これは憂うつな気分になるのは憂うつな考えにとらわれてしまうから、ということを仮定します。憂うつな考えの元には憂うつな考えに至りやすい認知のパターンや考え方が存在するためと、とらえるのです。そこで、そのようにとらわれた考え方を少しずつ治していくのが認知行動療法です。こうした認知のパターンを治すことで憂うつな考え方にとらわれなくなり、その結果、憂うつ感も治ってくるというものです。

しかし、これだけではうつ病のつらい症状を治すのに十分ではありません。このため、抗うつ薬という薬も使います。現在使われている抗うつ薬は、ＳＳＲＩ、ＳＮＲＩ、三（四）環系があります。

うつ病になると、脳の中でセロトニンという脳内物質や、ノルアドレナリンという脳内物質が足りなくなり、このため憂うつ感などの気分の問題や意欲の低下、疲れやすさなどが起こってくるのだと考えられています。これは動物を使ってストレスをかけたり、セロトニンやノルアドレナリンの働きを低下させる薬物を投与していくと、うつ病のような元気のない状態を示すことからもわかっています。

主に気分の憂うつさはセロトニンの低下と関係していると考えられ、ノルアドレナリンの低下は意欲低下や元気のなさと関係していると考えられています。現在使われている薬で、ＳＳＲＩ

は主にセロトニンに働き、ＳＮＲＩはセロトニンとノルアドレナリンに働き、三（四）環系はセロトニン、ノルアドレナリン、ドパミンに働きかけて、これらの物質と関連して低下した脳の機能を徐々に回復させます。憂うつ感が主ならばＳＳＲＩになり、元気のなさが強く加わっているようなら、ノルアドレナリンにも効くＳＮＲＩや三（四）環系を選ぶことになります。

いずれの薬物も、刺激をして気分を高めるというよりも、低下した脳内物質を最初は再取り込み、抑制作用により節約して使い、こうした物質が少なくても神経系が機能できるようにします。

●うつ病の不眠は睡眠薬で治療する

うつ病では、不眠が高い頻度で起こってきます。症状はいろいろなタイプのものがあります。いずれにしても不眠になると休息がとれず、うつ病がますますつらく感じられるので、不眠に対しては抗うつ薬療法と並行して睡眠薬を用いた治療を行います。**うつ病治療中、睡眠薬で不眠をきちんと治療した場合は、しなかったときと比べて早くうつ病が治る**ということが知られるようになったからです。

最近の薬の中には、眠気を起こす作用の強い抗うつ薬を寝る前に使うことで、日中の気分の改善と睡眠の改善を同時に狙うものもあります。

こうした薬物がうまく効かない場合や副作用のため使えない場合には、入院して電気痙攣療法という治療を行う場合もあります。これは麻酔をかけ、手術室などで安全な状態でまひを起こす治療法です。

●うつは断眠療法で良くなる

このほかに睡眠に対して働きかける断眠療法と、季節性うつ病を中心に有効な高照度光療法があります。断眠療法についてはこのあと取り上げますが、高照度光治療法については4章102ページを参照してください。

徹夜をしていると、朝になるにつれ浮かれた気分になるのを体験したことがあるでしょう。学生時代の徹夜麻雀では、朝になるとダジャレが多くなり、気が大きくなって大きな勝負に出たという体験をした方がいるかもしれません。大事な試験の朝、徹夜をしたという友人たちがよく笑うのに驚いたこともあります。眠らずにいると気分がハイになるのは不思議なことです。

徹夜をしたときに、なぜだか浮かれた気分になる現象をうつ病の治療に応用する場合があります。これが断眠療法で、1960年代にドイツのミュンスター大学の精神科チームが始めた治療法です。「よく眠った次の日は憂うつ感がひどく、眠らなかった次の日はむしろ憂うつ感が軽い」と述べた患者さんの実体験をうつ病の治療に応用したのです。

治療のため断眠療法で完全に徹夜をすると、一晩目から改善が始まります。これは現在の抗うつ薬の効果がゆっくりと数日以上かけて出てくるのと対照的です。典型的なうつ病では、日内変動といって、憂うつ感が夕方から夜になると楽になるのですが、一晩眠ると朝起きたときにはまた気分が悪くなっています。断眠療法で眠らずにいると、これが起こらないばかりでなく、早朝の3時頃から気分が良い方向に変化していくのがわかります。ただし、この後眠りすぎるとすぐに効果がなくなってしまいます。一方、効きすぎると気分が高ぶって躁状態が起こるため、注意が必要です。

また、躁とうつを呈して不安定な人がいます。躁とうつが急に変わるような人です。こういう人についてよく観察すると、昨日までうつ状態だった人が、朝を起きてみると突然、躁状態になっているといった人です。躁状態になると思っていると、ある日起きるとうつ状態になっていることもあります。急速交代型と呼ばれることもあります。こういう人についてよく話を聞いて記録をつけてもらうと、躁からうつに急に転じる数日くらい前から睡眠が長くなるというのです。うつから躁の場合には、やはり数日くらい前から睡眠が極端に短くなっていることがわかりました。うつから躁に変わる時は少し前から睡眠が短くなって、あたかも断眠療法をしたようになっていたのです。

こういう人では、どうも睡眠の不安定さが、躁とうつの不安定さをつくり出しているのだとも考えられています。躁状態になると、こういう人たちに対して、日の光に当たる長さを短くして、一定の生活をしてもらいます。10時ごろまでは日に当たらないようにすると、躁が改善してきます。高照度光治療法でうつが改善するのと反対に、暗いところにいる時間を増やし光を避けると躁が改善するのです。

うつ病が治ってきても、眠りについてこだわりを持つ人も多いようです。これはうつ病のときに眠れず苦しんだために起こるのかもしれません。日中の生活にまだ自信がないので、眠らなくてはと強く思ってしまう場合もあります。このため長く眠ろうとしがちで、この傾向があまり強いと望みどおりに眠るためには多量の睡眠薬が必要となってきます。

成人の自然な睡眠時間は7時間前後ですから、これを超えて眠るというのは生理的でない眠り方をすることになります。うつ病の症状がよくなったら、少しずつ前の自然な生活に戻していくことが重要です。夜11時くらいに就寝し、朝6時くらいに起床できるようにして普通の生活リズムに戻すことができればいいと思います。

対処法2

自分にあったストレス対処法を持とう

うつ病は、ストレスと関連して起こるといわれます。しかし、ストレスにさらされている人がみな、うつ病になるわけではありません。ストレスで胃潰瘍を起こす人もいます。血圧が上がる人もいます。不安障害と呼ばれるような、不安に関連したこころの病になることもあります。もちろん、うつ病がストレスにより引き起こされたように見えることもあります。しかし、うつ病の原因は何かと問われると、答えられないのが現状です。

しかし、うつ病でストレスホルモンであるコルチゾールが高値を示したり、この分泌のコントロールができなくなっているなどの状況証拠が多くあるため、うつ病の発症にストレスが関与しているのは確からしいのです。

ストレス対処がうまくいくと、こころの健康が保たれ、適切に対処できないと、こころの健康を損ない、うつ病などの精神医学的な問題が引き起こされるとも考えることができます。

そこで、適切なストレス対処法を持っていると、ストレスへの過剰な反応をコントロールすることが可能になります。つまり、適切なストレス対処法を持っている人は、ストレスに関連したこころの病になりにくいと言えます。

私たちが日常的に行うストレス対処法が、うつ病と強く関連していることを示す資料があります。2000年の厚生労働省保健福祉動向調査のデータを用い、男性1万1689名、女性1万2862名を対象に、ストレス対処法についての研究を行いました。そして、これらの人のストレス対処法を、「問題解決型ストレス対処法」「情動焦点型ストレス対処法」「回避型ストレス対処法」に分類しました。

「問題解決型ストレス対処法」は、悩みやストレスの内容の解決に積極的に取り組んだり、計画的に休暇を取るというもの。「情動焦点型ストレス対処法」は、人に話して発散する、趣味・スポーツに打ち込む、ペットと遊ぶ、なにか食べる、買い物をする、テレビを見る・ラジオを聴く、のんびりする、ギャンブル・勝負ごとをする、タバコをすう、アルコール飲料を飲む。「回避型ストレス対処法」は、じっとたえる、寝てしまう、といったものです。

これらのストレス対処行動とうつ病の関連を調べたところ、男性、女性とも「問題解決型ストレス対処法」を持つ人は、そうでない人に比べてうつ病になりにくいことがわかりました。一方、じっと耐える、寝てしまうという「回避型ストレス対処法」は、男女ともに、うつ病のなりやすさとの関連を示しました。

「情動型ストレス対処法」では、男性と女性とで違いが現れました。男性では、「のんびりする」「趣味スポーツに打ち込む」はうつ病のなりにくさと関連し、女性では、「人に話して発散する」「買い物をする」がうつ病のなりにくさと関連しました。やはり解決をはかるのが一番で、逃げてばかりではいけないようです。

適切な気分転換はやはり効果的で、これには男女で少し違いがあるといったところでしょう。

4章

体内時計のリズムの乱れが原因の不眠の解消法

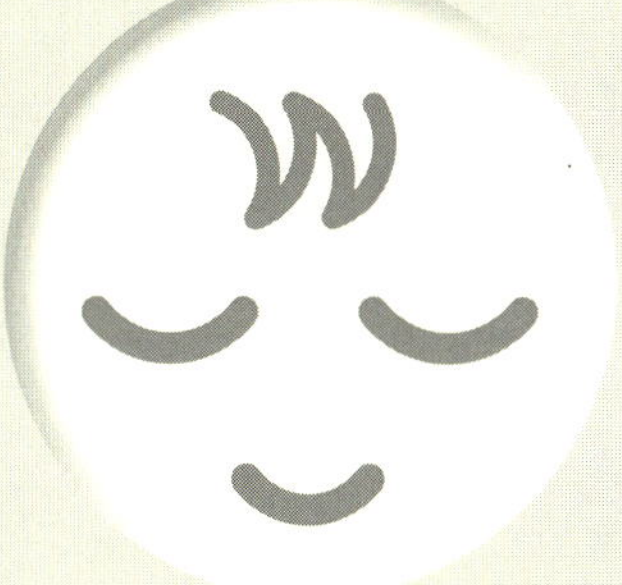

4-1

睡眠時間帯が遅れる不眠
――睡眠相後退症候群と非24時間睡眠覚醒症候群

◆睡眠相後退症候群のケース――

大学卒業後、金融機関で働いている27歳の男性です。この男性は、大学生の頃から夜型の睡眠スタイルを始めていました。当時は夜2～3時に寝床につき、朝8～10時に起き出して、大学に通うという生活です。こうした夜型でも学生時代には日常生活に支障をきたすことはありませんでした。

入社してから仕事はずっと忙しく、遅刻することはありませんでした。残業も嫌だと思わずに働いてきました。2年ほど前から夜3時頃にならないと寝つけず、朝起きるのがつらくなってきました。時々9時すぎまで寝すごしてしまうことがあり、遅刻が目立つようになりました。

そこで、家の近くのかかりつけの医師に受診したところ、不眠症と診断されました。睡眠薬を投与され、0時に服用しましたが、やはり3時、4時にならないと寝つけません。早く寝つけるようにと、一晩徹夜をして寝床についてみましたが、やはり3時まで寝つけませんでした。

会社はほぼ毎日遅刻するようになり、上司からはうつ病ではないかと言われ、3ヶ月休職して完全に治してから出てくるようすすめられました。

睡眠障害の専門医を受診し、その医師から睡眠日誌をつけるよう指導されました。1日1回、24時間の睡眠の状態や眠気のあった時間などを思い出してつけていくのです。寝床

●睡眠相後退症候群の人の体内時計のリズム●

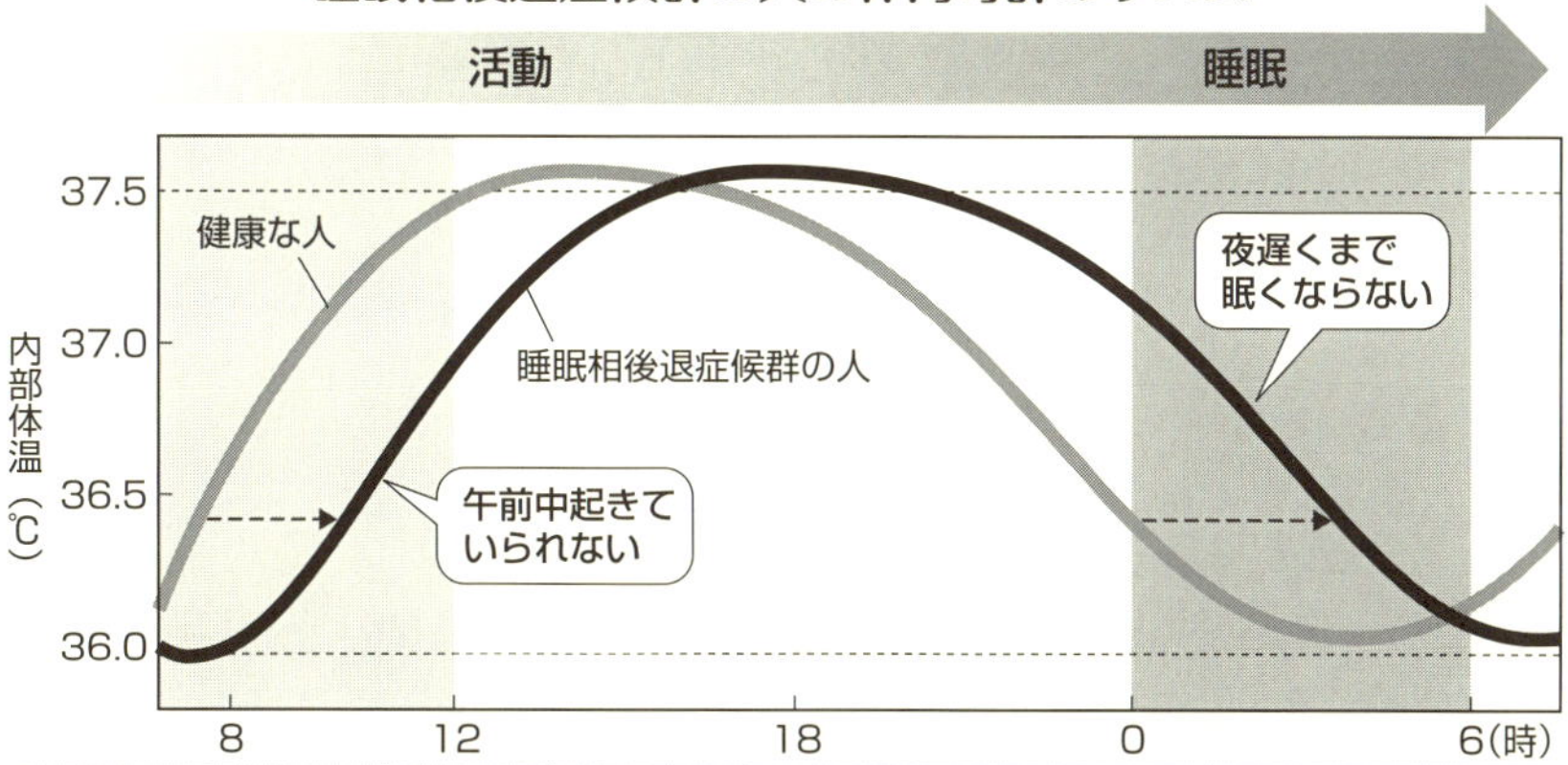

通常、体温は午前6時頃から上がり始め、夕方頃には下がり始める。睡眠相後退症候群で後にずれる場合は、体温が上昇するのが健康な人よりも遅れる。

（NHKきょうの健康　2008年4月8日放送「増える若者の睡眠障害」より）

に入ったけれど、眠れなかった時間も記入しました。

睡眠日誌を2週間つけてみると、夜0時に寝床に入っているのに、寝つく時刻は3〜4時で、起床時刻は11〜14時であるという様子が明らかになりました。そして「睡眠相後退症候群」と診断されたのです。

◆非24時間睡眠覚醒症候群のケース——

仕事熱心で大学卒業以来夜遅くまで働くことの多かった34歳の男性です。2年ほど前より、約1ヶ月の周期で夜間に寝つけなくなりました。日中に強い眠気が起こり、同時に、全身の倦怠感、筋肉痛、めまい、集中力低下という身体症状が現れるようになりました。

こうした症状は約10日間ほど続き、自然に軽くなりました。そのため、内科を受診しましたが、このときは慢性疲労症候群が疑われていたのです。よくなったと思っていると、また2週間ほどすると、夜間の不眠に悩まされるようになりました。月の半分は、朝起きることが困難で、起きても日中に強い眠気が出るため、出社できません。

睡眠障害の専門医を受診し、睡眠日誌を1ヶ月つけたところ、眠りにつく入眠時間が毎日1時間ずつ遅れることがわかりました。そして「非24時間睡眠覚醒症候群」という睡眠障害だと診断されたのです。

▼症状

連休や夏休みなどに極端な夜型の生活を続けると、通常の生活に戻ろうとしても、戻ることができなくなります。明け方にならないと眠りにつけず、いったん眠ると、出社や登校の時間を過ぎても目が覚めなくなります。そして、「昼になるまで起きられない」「昼間に眠気が生じる」という悩みを抱えるようになるのです。

無理して早い時刻に起きると、頭痛や頭が重い、食欲がない、疲れやすい、集中できないなどの症状が現れます。しかし、これらは午前中だけのことが多く、昼過ぎにはなくなってきます。こうした症状が慢性的に続きます。これが睡眠相後退症候群です。思春期から青年期に発症することの多い障害です。

特徴としては、十分な努力にもかかわらず、望ましい時刻に寝つくことが困難で、いったん眠ってしまうとぐっすり眠ってしまうために、起きようという意思は強いのに、社会生活を送るために必要な時刻に起床できないことがあげられます。

睡眠時間が遅れるリズム障害にはもう一つ、非24時間睡眠覚醒症候群というものがあります。毎日寝つく時間が、本人の意思に関わらず1時間ずつ遅れていくのが特徴です。

ひと月の半分ほどは昼間起きていられるのですが、残りの半分は夜まったく眠れず、昼

●睡眠パターン●

17歳　男性
睡眠相後退症候群
携帯型活動量測定装置による記録

30歳　女性
非24時間睡眠覚醒症候群
携帯型活動量測定装置による記録

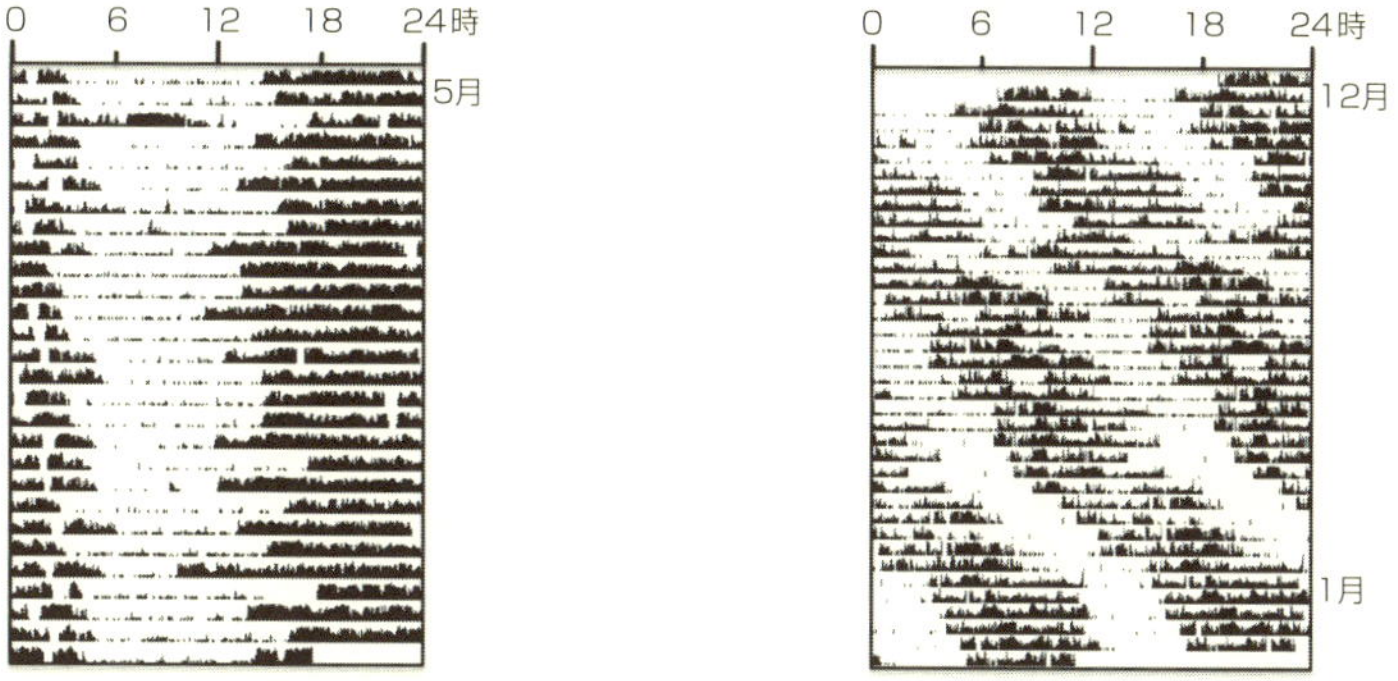

＊白い部分が睡眠時間。左の男性は3時〜4時頃寝床につき、12時過ぎまで寝ている様子がわかる。右の女性は睡眠時間が少しずつズレていくのがわかる。

間極度の眠気に襲われます。睡眠の状態が定まらないため、学校や会社に行けなくなるという深刻な問題が起こります。

本人が努力して、決まった時刻に寝床に入り、決まった時刻に起きようとしても、それが難しく、そのときこの障害に気づきます。昼間、睡眠が出現するときに無理して起きていても、強い眠気や注意力低下が続き、慢性疲労症候群と診断されることもあります。

原因

睡眠相後退症候群では、なんとかがんばって朝起きて、学校や仕事に行こうとするのですが、昼頃まで起きられないため、学校に登校できない、会社に行けないなど、一見すると、こころの問題による不登校、出勤困難と区別がつきにくい現象が起こってきます。けれども、これは体内時計のリズムが遅れていることに原因があります。

たとえば、体内時計が5時間ずれていると、夜11時に寝床に入っても、この人の体内時計はまだ夕方6時の状態で、眠りの準備ができていません。早朝4時頃になるとようやく23時の状態になって寝つくことができます。朝7時に起きようと思っても、体はまだ夜中の2時の状態で、起きるのがつらいのは当然です。

人は休みや自由な生活の中では、生活リズムが少し遅れがちになる特性があります。学校や仕事が始まれば、朝定刻に起きるのがつらくても、1週間ほど過ぎれば、なんとなく慣れてきます。この順応が上手にできる人と下手な人がいるのです。順応が下手な人たちは、体内時計を調整する働きがうまくいかないため、睡眠相後退症候群になると考えられています。

普通の人でも夏休みなど長い休みのあと、学校が始まるときに苦労した経験があるでしょう。しかし、1～2週間でなんとか順応して、休みのときの生活パターンから生活リズムを早めることができたはずです。これがうまくいかないのが睡眠相後退症候群なのです。

一方、非24時間睡眠覚醒症候群の原因はどこにあるのでしょうか。人の体内時計はもともと24時間より少し長い周期（24・5時間くらい）のリズムを刻みます。それを地球の1日にあたる24時間に合わせて生活をするため、朝の光などで調整しています。ところが、非24時間睡眠覚醒症候群では、光や音など外界とは無関係に自分の体内時計のリズムによって覚醒・睡眠が起こることが原因だと考えられています。

●対処法1　光療法

体内時計がずれている場合には、通常使われている睡眠薬を投与しても治すことが困難です。現在使われている睡眠薬は、脳の活動を鎮めることによって睡眠をもたらすものだからです。体の眠る準備が始まっていないときに使っても、頭はぼんやりするのみで、安定した睡眠をとることができません。体内時計の作用で体に眠る準備がある程度始まっていないと、こうした薬は安定した作用をもたらすことができないのです。

ただし、最近になって体内時計に働きかけるメラトニン受容体作動薬という睡眠薬が日本でも使うことができるようになりました。こうした薬をうまく使えば体内時計を調整することができます（対処法2参照）。

では、体内時計がずれている場合はどうすればいいかというと、朝の光を浴びて14～16時間たつと眠りのシステムが働く原則を利用するのです。

具体的には、朝少しでも早く起きるようにして光を浴びる習慣をつけます。朝、目が覚めたら窓のカーテンを開けて太陽の光を浴びたり、光の刺激を受けるようにしましょう。また、就寝前の3時間ほどは明るすぎない環境で過ごすよう心がけます。

もちろん、1日朝の光を浴びたからといってすぐによくなるものではありません。最低2～3週間は続けることです。自信がなければ、家族にも協力してもらい、とにかく朝の光を浴びることを日課にしましょう。

寝つきが少し早まれば、朝起きるのが少し楽になります。1週間で30分早く寝つけるようになったら、今度は、さらに30分早く起きて光を浴びるということを繰り返します。こうして徐々に睡眠覚醒のリズムを望ましい時間帯に合わせてゆくのです。

ただし、睡眠時間帯が大幅にずれて慢性化した場合は、生活習慣の改善だけではなかなかリズムを戻せません。この場合は毎朝2時間ほど強い光を浴びる「高照度光療法」という治療があります。心配な方は専門医に相談しましょう。

なお、睡眠相後退症候群になりやすい人は、もともと夜に強い傾向があります。そこで、夜眠る時間を更に遅らせるという対処法もあります。つまり、朝4時まで眠れない人は、もう少しがんばって7時まで起きていてもらいます。さらに次の日は、昼の10時まで起きていてもらう。1日に2~3時間ずつ遅らせていくのです。このように、睡眠のタイミングを徐々に遅らせながら、適切な夜の時間に眠り、朝起きられるようにしていくのです。睡眠時間帯が通常の夜の時間帯に合ってきたら、ここで踏みとどまってもらいます。この時に睡眠薬を使うこともあります。

●対処法2　メラトニン療法

体内時計に作用するホルモンに、メラトニンがあります。このホルモンは日が沈んで、暗くなると出てきます。

このメラトニンを夕方から夜にかけて投与すると、夜が来たと体内時計が判断して、睡眠のタイミングも早まります。この療法によって早く寝つけるようにする方法が、最近、試みられるようになってきました。日の落ちた時刻を強制的に体内時計に知らせてやる治療法です。

ごく少量のメラトニンを夕方の4~6時くらいの時間帯に毎日飲んでもらうようにします。このようなかたちで投与していくと、体内時計は投与した時刻を日の沈んだ時刻と判断して、そこから6~7時間くらいで眠りの準備が始まるようになります。

睡眠相後退症候群に対しても、非24時間睡眠覚醒症候群に対しても、ほとんど同じような投与をします。メラトニン受容体作動薬が日本でも発売されたので、専門医による治療の可能性がより高くなってきました。

いつもより少し早く眠くなったらどうする？

ふだんより早い時間帯に眠くなることがあります。子どもなら、おそらく、次の朝までそのまま眠ってしまいます。でも大人で、しかも睡眠に神経質になっている人なら、そのまま寝てしまってよいのか、なにか支障が出ないか気になるかも知れません。

結論から言えば、どうしても我慢ができないほどの眠気なら、眠ってしまってかまいません。すぐに寝つき、深い睡眠をとるためには、眠くなったときに眠るのがいちばんだからです。

いつもより1時間早い程度なら、おそらく、そのまま朝まで眠ることになるでしょう。特別な原因がなくても、眠りにつく時刻が1時間くらいずれることはありがちで、自然なことだからです。

それが、いつもより3時間以上早い時刻に寝るとなると、「朝までぐっすり」とはいかなくなります。体調や就寝時刻にもよりますが、いつも眠る頃に一度目が覚めたりといったことが起こりやすくなります。眠くなったのがあまりに早い時刻なら、寝床につかずボーッとして過ごしてみてはいかがでしょうか。

ふだんより早く強い眠気に襲われても、その原因がはっきりしないとき、風邪のひき始めなど何らかの感染症の初期のこともあります。

細菌やウイルスに感染すると、体内で、それらに対抗するために免疫物質がさかんに分泌されます。免疫物質は、ウイルスなどの繁殖を抑えると同時に、眠りを促し体を休めるように働きます。

風邪をひくと、眠気が増し、長時間眠っていられるのは、このようなしくみがあるからです。回復すれば免疫物質も元に戻るので、病気のときのように長く眠れなくなります。

いつもより早く眠くなったときは、「風邪でもひいたかな」とチェックしてみることが健康維持につながります。言うまでもなく、風邪をひいたときには、十分な睡眠をとりましょう。

4-2

睡眠時間帯が早まる不眠
――睡眠相前進症候群

◆睡眠相前進症候群のケース

56歳の男性は、極端なほど早くから眠くなり、早朝に目が覚めるので、家族と生活時間がずれるようになりました。とくに春になって野球のナイター中継が始まる頃になると、眠くなる時刻が早くなります。夜8時には眠ってしまい、朝3時には目覚めてしまいます。そして、野球のシーズンが終わる10月頃になると、しだいに夜10時頃まで起きていて、朝6時頃まで眠っていられるようになるのです。

若い頃から生活は規則正しく、40代後半からは、夜11時に就寝し、朝5時30分に起床していました。50歳を過ぎた頃から、このような、春から秋にかけて極端な早寝早起きが始まるようになったのです。

こころの面では特に問題はなく、よく話を聞いてみると、早朝はだいたい6時には寝床から出て庭の植木の世話を始めるとのことです。会社まではマイカーで出勤します。会社に到着してからも、屋上や窓際に置かれた植木類の手入れを欠かさないそうです。つまり、日の長い時期は朝8時の始業時刻以前に2~3時間太陽光を浴びていることがわかりました。

秋から冬にかけても同様の生活をしていますが、日の出が遅いのと、日が弱いため、この時期には寝つきが早くなりすぎることはないようでした。

私のところにみえたのですが、典型的な睡

眠相前進症候群だと診断しました。

冬の生活スケジュールを保つため、春から夏は起床してから朝8時までサングラスを使用するようにしました。その結果、しだいに夜遅くまで起きていられるようになり、約1ヶ月後には夜11時まで起きていられるようになったのです。朝は5時すぎまで睡眠がとれるようになりました。

ナイター中継を終わりまで見て、朝は妻と一緒に朝食を食べ、夕食後も団らんを楽しめるようになりました。

▼症状

社会的に望ましい時刻よりも早く眠ってしまい、望ましい時刻よりも朝早く目覚める極端な朝型の人たちがいます。

ほとんどの場合、夜6時から8時には眠くなり、夜8時以降まで起きていることができません。朝は、2時〜3時には目覚めてしまいます。

これが睡眠相前進症候群です。

若い人にみられることは稀ですが、年をとってくると、こういう極端な朝型が多くなってきます。

睡眠相前進症候群の主な訴えは、夜早い時間に耐え難い眠気があり起きていられない、早くに目覚めてしまって再入眠できない、といったものです。

目が覚めると比較的しゃっきりと行動ができます。ですから、ふつうは、学校や仕事での問題は起こりません。ここがうつ病で起こる早朝覚醒とまったく違うところです。うつ病で早朝覚醒が起こると、体のだるさや気持ちのつらさもあって寝床から出ることができず、朝までもんもんとして過ごすことになるのです。

睡眠相前進症候群の場合には、比較的さわやかに目覚めるために、また、憂うつな気分も見られないために、起きて行動することが多くなります。

ただし、早い時間から眠気が現れるので、夜間の活動が著しく制限されるようになります。このため、対人関係や社会生活面で問題が起こることが考えられます。無理をして起きていると、夜間の運転中に眠気がでてきたり、実際に眠ってしまうこともあるので危険です。

それでも、朝起きることができない睡眠相後退症候群の人に比べて、社会的に問題になることはさほどありません。睡眠の質そのものも正常です。

■原因

年をとると、体内時計のリズムが早くなり前へ進みやすくなります。すると、早朝に目覚めてしまいます。若い人は、朝起きてから夜眠くなるまでの時間が14～16時間ほどですが、お年寄りは12～13時間程度となるため、夜遅くまで起きているのがつらくなるのも一因です。

さらに、退職や子どもの自立などで自由な時間が増え、早く寝床につくようになりがちなこと、昼間の活動が減少して疲れにくくなり、体が欲する睡眠時間が短くなることも影響しているといえるでしょう。

早朝目覚めると、庭に出て植物の世話をするなど、朝早くから太陽光を浴びる人が少なくありません。昼夜のメリハリがつけられるため体にとっては良いことですが、これが体内時計のリズムをよりいっそう早める原因となるのです。

なお、こうした極端な朝型は体質によるものと考えられています。兄弟や親子など家系内で多発することが言われています。年をとるにしたがってこうした朝型傾向が強まっていきますが、無理やり変えようとしても難しいものです。その人のやる気とか努力で変えられるものではありません。

極端な朝型に生活を変えたら仕事や学業で成功したという本や体験記などが出ていますが、極端な朝型は体質的なもの、あるいは老化による結果ですから、誰もがまねをして成功するわけではありません。

●対処法

この睡眠相前進症候群はリズム障害の一つですが、単に睡眠薬を投与して治るというものではありません。

前にお話ししましたように、朝の光が強いと、または朝の光を早く浴びると、寝つく時刻は早まってきます。朝の日差しが強い春から夏にかけては、この極端な早寝早起きがさらにひどくなるわけです。

一方、夕方から夜にかけて強い光を浴びると、体内時計はまだ昼が続いていると判断し、寝つきを遅らせます。

この原則を利用して人工的な高照度（2500～3000ルクス）の光を夕方日が沈んでから浴びる方法や、サングラスをかけて朝浴びる光の量を意図的に制限する方法があります。こうすることで寝つきの時刻を遅らせていくわけです。

事例で紹介したケースのように、サングラスをかける方法は、誰もが比較的簡単にできます。朝の庭仕事のときや、通勤時にサングラスをかけて目に入る光の量を減らすのです。こうすることで、夜眠くなる時刻が極端に早くなるのを防ぐことができます。

4-3

深夜勤務や時差ぼけの対処法
――交代勤務睡眠障害と時差ぼけ

◆交代勤務睡眠障害のケース――

派遣社員として、コンピュータ・システムの管理をする32歳の女性です。週に2回、交代制で深夜0時から翌朝8時までの夜勤についていています。途中、1時間ほど休憩があり、仮眠をとることもできます。

時給が高いため、20代後半から夜勤勤務のある職場を選んできました。今までは特に不調を感じることはありませんでした。夜勤明けでもすっと寝つくことができたからです。

ところがこの半年間は、夜勤明けで帰って眠いのに、なかなか寝つくことができません。ようやく寝ついても、途中でなんども目が覚めてしまいます。起床後も休息感がありません。

そして昼間の勤務のとき、昼食後の時間帯に猛烈な眠気に襲われるようになりました。このため仕事中に居眠りをしてしまい注意を受けました。全般的に集中力がなくなり、時々ですが、めまいを起こすこともあります。さらに時々ピザやデニッシュがむしょうに食べたくなり、お腹がはっているにもかかわらず、たくさん食べてしまうようにもなりました。

心身の不調に加え、居眠りをきびしく注意されたことで、気持ちもすぐれなくなりました。

上司と同僚が心配し、会社の医務室に相談に行くようすすめられ、睡眠障害の可能性があるということで、専門医を紹介されました。そして、交代勤務睡眠障害と診断されたのです。

▼症状

交代勤務や深夜勤務をしている人は、不眠などの睡眠障害に悩まされることが多くあります。とくに深夜勤務明けに家に帰って眠ろうとしても眠れず、眠気が強いのに寝床に横になっても眠れないという症状が起こってきます。

このため、睡眠が全般的に不足するようになり、日中、とくに午後の時間帯に眠気に襲われたり、疲労感や集中力の低下、頭痛やめまいなどの自律神経障害、胃腸障害が出てくるようになります。これらは睡眠が量的に不足してくるために起こってくる症状です。

■原因

人間は本来、日中起きて活動し、夜間に眠るというリズムを刻む体内時計をもっています。夜勤を終えたとき、睡眠不足のため眠たいのですが、家に帰るときに太陽の光を浴びると、体内時計は体をいつもの日勤のときと同じように活動に適した状態に急速に変化させます。このため家に戻って眠ろうとしても、あるいは疲れているのに眠れないという症状が起きるのです。

徹夜明けに朝日を浴びると、それまでのもやっとしていた状態がすっきりすると感じたことがある人もいらっしゃるでしょう。実は、この「すっきりする感じ」が体内時計が夜の状態から朝の状態に切り替わって、活動するのに適した状態になったときのものなのです。したがって、深夜勤務明けには、体がぼうっとだるいまま家に帰って、寝床に入るようにしたほうが、午前中に眠るためには都合がよいのです。

●対処法　遮光を心がけよう

夜勤明けに、朝の太陽の光を浴びると体内時計がリセットされ、心身が目覚めてしまいます。帰宅して眠る場合には、自宅までサングラスをかけるなどして、できるだけ日光を浴びないようにしましょう。眠るときにも、遮光性の高いカーテンなどで室内をなるべく暗くする工夫をするとよいでしょう。

なお、夜勤後の昼間の睡眠が、なかなか寝つけなかったり、目が覚めるなどで不安定な場合には、医師と相談し、体に長く残らない睡眠薬を少量使用することも対処法の一つです。

夜に仮眠が可能な職場であるなら、日勤中心になっている体内時計のリズムを変えない工夫が必要です。午前3時頃に1時間ほどの仮眠をとると、体内時計のリズムの乱れを少なくする効果があるといわれています。

朝帰宅してから、眠れないからといってお酒を飲んで寝床につく人もいますが、お酒は中途覚醒の原因になります。眠りの質が低下して、結局、疲れはとれません。寝酒は避けましょう。

●時差ぼけ解消の睡眠の取り方

時差ぼけは、出発地の時刻に合った体内時計リズムと、到着地での睡眠時間帯がずれるために起こります。5時間以上の時差のある地域へ行くと、ほとんどの人に何らかの症状が出現します。

1週間ほどの旅行では、体内時計を現地に合わせることは必ずしも好ましくありません。帰国したとき、もう一度、合わせ直さなければならないからです。

ちなみに、アメリカなど東方面に飛ぶ場合と、ヨーロッパなど西方面とでは対策は異なります。

たとえば、日本とアメリカ西海岸は17時間

●時差模式図●

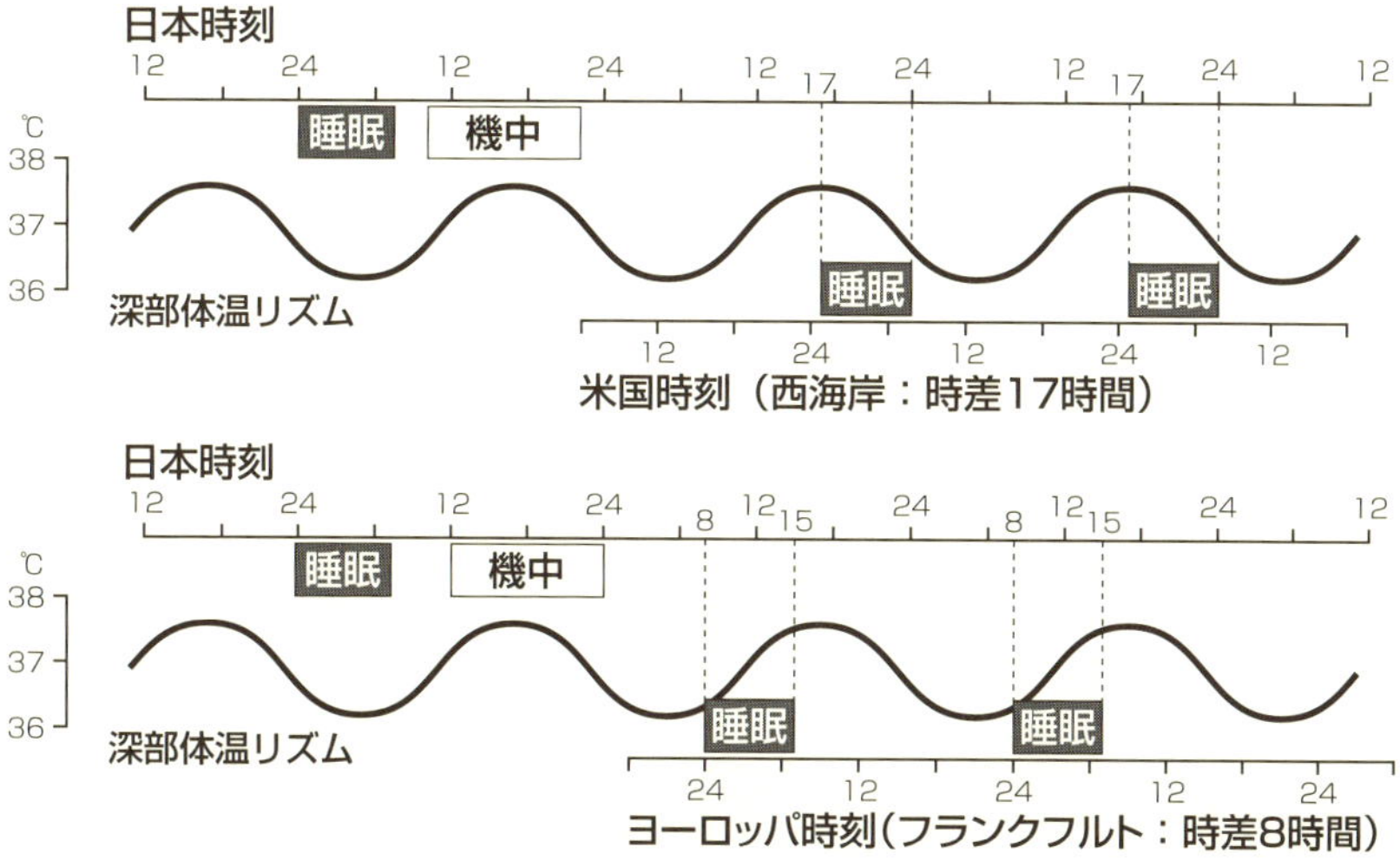

の時差です。いつも日本で24時に寝床につき7時に起きる生活をしている人が到着地で同じスケジュールで暮らそうとすると、（日本時間の）夕方17時に寝床に入り24時に起床することになります。これは眠るのにつらい時間帯です。

ヨーロッパのフランクフルトとの時差は8時間です。現地で24時から7時まで眠るとすると、日本時間の朝8時に眠って15時に起床することになります。

アメリカの西海岸に滞在する場合、早く順応するためには光の利用のしかたにコツがあります。現地時間の朝7時から昼の12時（日本時間の24時から午前5時）頃まではサングラスをかけるのです。現地時間の午後1時は日本時間の朝6時にあたるので、このときにサングラスをはずし、以降はできるだけ太陽を浴びるようにします。こうして日本時間に合っている体内時計が、朝日を浴びた状態にするのです。

そうすることで、寝つきを早めながら現地の時計に合わせていくのです。

一方、西向き飛行の場合には、現地時間の朝10時から午後4時くらい（日本時間の午後6〜12時）はできるだけ太陽を浴び、以降はできるだけ太陽を避けるようにします。

体内時計が朝の時間帯にあるときに光を浴びると寝つきが早くなり、夕方の時間帯にあるときに光を浴びると寝つきが遅くなるという性質を利用するのです。こうして効率的に現地に順応することができます。

どれだけ順応するかについては、滞在日程など個人の事情に合わせ、光の浴び方を調整して順応の仕方を決めるとよいでしょう。

ただし短期の出張の場合は、あまり光に当たらないほうがよいでしょう。日本の体内時計からあまりずらさず帰国したほうが、体調不良に悩まされることも少なくなります。交渉ごとなどは、日本の昼間にあたる時間帯のほうがよいでしょう。

なお、海外旅行の時差ぼけは、一般的に数日から2週間程度で回復します。

5章

病気・体調の変化が原因の不眠の解消法

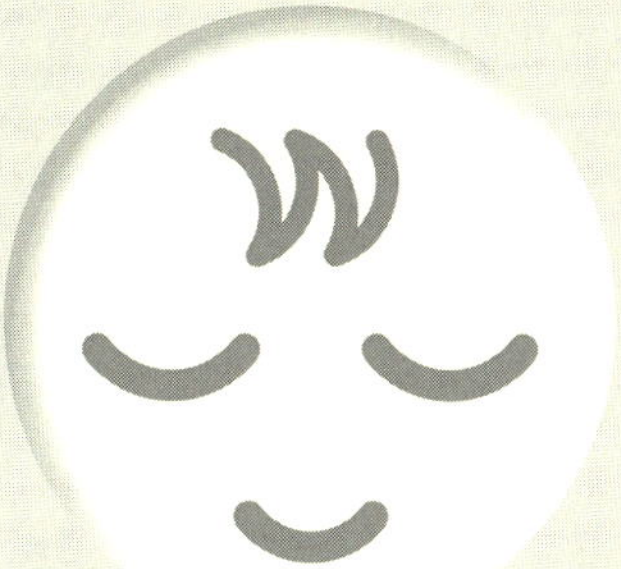

5-1 いびきがひどく、熟睡感が得られない——睡眠時無呼吸症候群

◆睡眠時無呼吸症候群のケース

やや太り気味の46歳の男性です。夜寝ている間のいびきがひどく、妻はゆっくり眠れないと言います。

自分では、いびきで病院に行くなんてと思っていましたが、「たまに呼吸が止まることがあって心配。一度お医者さんに見てもらったほうがいい」と妻に言われ、専門医を受診することにしました。

医師から問診されてみると、長く眠っても熟睡感がないこと、さらに日中の眠気が強いことに気づきました。「睡眠時無呼吸症候群」の疑いがあるということで、終夜睡眠ポリグラフ検査を受けることになりました。

夕食前に入院して、夜の9時～10時にセンサーを取り付け、その後はふつうに眠って、翌朝の6時頃まで。朝目覚めると検査は終了していました。眠っている間に、脳波や眼球運動、呼吸状態、血液中の酸素の濃度などを測って記録しました。

結果は、睡眠1時間あたり30回以上呼吸が止まっており、一番ひどいときでは、血液中の酸素の濃度が72％まで低下していました。私たちが100mを全力疾走したときの血液中の酸素濃度でさえ85％を切ることはまずありません。息を止めて90％を割ると苦しくなり、85％まで我慢することはまず困難です。こうしたことを考えると、72％というのがいかに酸素不足かということがわかります。

たかが、いびきと思っていたものが、病気

との診断はショックでした。けれども、医師から、「睡眠時無呼吸症候群は、脳障害や脳卒中、心臓病などにつながる病気です。今のうちに発見できてよかったと考えましょう」と言われ、治療に取り組んでいこうと考えを改めました。

▼症状

私たち人間は、眠ると体の筋肉が緩みます。舌や気道周辺の筋肉も同じように力が抜け、舌がうしろに落ち込むことにより空気の通り道である気道が狭くなり、呼吸で空気が出入りするたびに喉のあたりが振動して音がでます。これがいびきです。

これがさらにひどくなると、喉のところが詰まって、いわば窒息するような状態になります。これが睡眠時無呼吸です。この窒息のような状態のまま呼吸が止まってしまうのかというとそうではなく、子供のときにいたずらして誰かの鼻をつまむと、鼻をつままれた人が目を覚ますのと同じで、睡眠は浅くなり目が覚めます。そして筋肉の緊張が回復して息が通るようになります。このために一晩中浅い睡眠しかとれず、長く眠っているはずなのに日中は眠くなってきます。

睡眠時無呼吸症候群の症状としていちばん多いのは、朝、たっぷり眠ったという休息感が得られないこと。喉が詰まると、目が覚めなくても睡眠が浅くなり、目覚めたときに口の中が妙に乾き、頭痛がすることもあります。深い眠りが得られないために、脳が十分に回復できず、熟睡した感じがもてないのです。

睡眠中に突発的に呼吸が止まるのも睡眠時無呼吸症候群に見られる症状です。すぐに呼吸は再開しますが、何度も繰り返すようになります。

無呼吸が続くと血圧はだんだん上昇しま

●のどの状態●

◆健康な人　　◆睡眠時無呼吸症候群の人

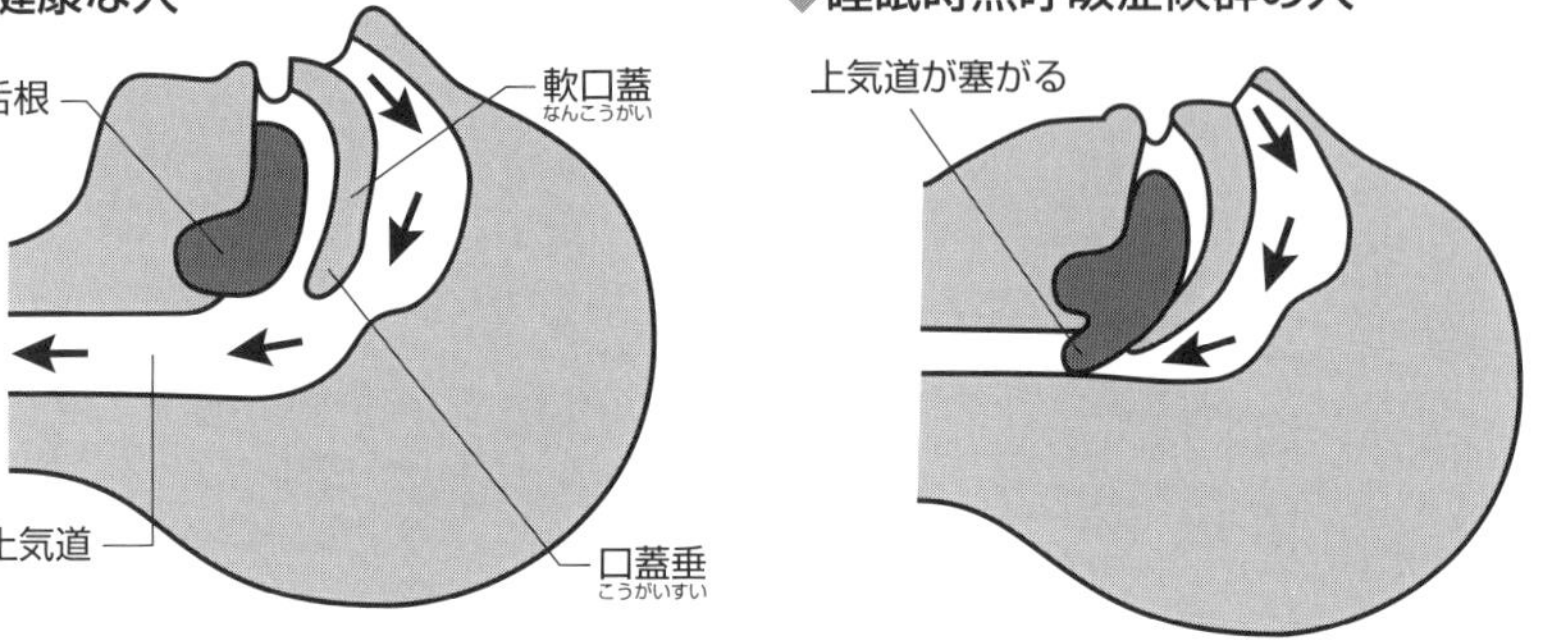

健康な人でも睡眠中は筋肉が緩むが、上気道が塞がることはない。肥満があると、のどの周囲にも脂肪がつき、上気道が狭くなりいびきが起こる。あおむけで寝ると、舌根が落ち込み、上気道を塞いでしまう。

（NHKきょうの健康　2008年4月8日放送「増える若者の睡眠障害」より）

す。しかも、脳に充分に酸素が供給されなくなります。高血圧、脳梗塞、脳障害、心臓病や脳卒中といった病気を引き起こす危険性もでてきます。また、眠っていてもしょっちゅう息が止まるようでは体にはストレスとなりますから、ストレスホルモンであるコルチゾールの分泌も高まり、血糖値の調節がうまくいかなくなって糖尿病を悪化させるという弊害も出てきます。

　睡眠時無呼吸症候群は中高年の肥満の男性に多く見られがちですが、やせている人や、女性、子どもにも発症します。原因として考えられるのは下顎《あご》の骨格が小さい、首が太いなどの身体的特徴、あるいは、耳鼻咽喉科の病気によっても起こることもあります。たとえ肥満でなくても、昼間の強い眠気が続いたり、家族に大きないびきを指摘されたら、早めに受診しましょう。

原因

睡眠時無呼吸症候群は、大人で40~50人に1人くらいの割合で見られます。中年の男性になると、もっと多くなることがわかっています。

なりやすい人は体型的な特質があります。太っている、首が短くて脂肪が多い、上気道が狭い、下顎が小さく後退している、扁桃腺肥大がある、などです。

睡眠時無呼吸症候群で悩む人が増えているのは、私たちの生活が向上して、栄養状態がよくなったことが関係しています。また、運動不足から贅肉がつきやすく、喉の脂肪も増えていることも一因です。

歯科医師が指摘していることですが、現代人は食べやすいものを好んで口にするようになり、顎の発達が少しずつ悪くなっているそうです。このことも関係があります。顎の幅がある程度広いと喉にも隙間ができやすいのですが、やわらかいものだけを食べていると、瓜実顔《うりざねがお》になりやすく、顎が狭くなって、喉が詰まるようになるということです。

本来なら年をとるとともに眠りも老いていき、若いときのように熟睡することは難しくなるはずなのに、最近になって、「日中でも眠れるようになった」「爆睡できるようになった」という場合は、むしろ注意したほうがよいでしょう。それには睡眠時無呼吸症候群が疑われるからです。

ところで、男性に比べると、女性の場合には睡眠時無呼吸症候群が発症する頻度は低くなります。女性ホルモンの一種である黄体ホルモンには空気の通る筋肉のはりを高める作用があって、喉が詰まるのを防ぐからと考えられています。ただし、女性でも年をとって閉経期を過ぎると、このホルモンが減っていくため、睡眠時無呼吸症候群は男性と同じように起こるようになります。

●対処法

その1　気道を広げる治療

治療法としては、危機的な状態になっている原因に直接対処する方法が有効です。かかりつけ医や、呼吸器科、耳鼻科の先生に相談してみましょう。

その一つが、睡眠時に鼻マスクを使う、経鼻的持続陽圧呼吸療法（ＣＰＡＰ）という治療法です。喉が詰まらないように一定の圧力をかけた空気を鼻マスクから送り、気道を広げて無呼吸を防ぐようにします。

喉の部分が塞がりやすい、あるいは扁桃腺が大きいことが原因という人は、耳鼻科でこを縫いつめたり、扁桃腺をとる手術療法があります。

歯科的治療もあります。舌は喉の下骨というところと下顎《したあご》の間に張っています。ひっぱれば舌は細くなるため、顎を前に突き出すようにひっぱる形のマウスピースを作ってもらい、これをつけて眠るという方法です。症状が軽い人に用いられます。

その2　肥満の解消

肥満のある人は、まずは減量が大切です。体重を減らすだけで、無呼吸が起こりにくくなる場合もあります。とくに体脂肪を燃焼する運動を心がけましょう。

横向きに寝ることも効果があります。重力で舌が落ち込むのを防ぐためです。

お酒を飲んで眠るのは、喉の筋肉がゆるんで無呼吸が起こりやすくなります。眠れないからと飲酒することは、逆効果と考えたほうがよいでしょう。

睡眠薬も厳禁です。睡眠薬には筋肉をほぐす作用があるため、舌は喉に落ち込みやすくなり、いびきは余計にひどくなるときがあります。

昼間の眠けは「3時のお茶」で乗り切る

午後になると自然に眠気が出てくる時間帯があります。これは生き物の特性として、いちばん暑くなる時間帯をうまくやり過ごすしくみとして発達したものです。いくら一時的に眠くなっても、夕方頃になると眠気が引いていくのは、こうしたしくみがあるからです。朝からの疲れで眠くなるわけではないので、うまくやり過ごすことが肝腎です。

午後に強い眠気を感じたら短時間の昼寝をするのが効果的です。テーブルや机に突っ伏したり、応接間のソファに寄りかかったりして、10分でも20分でも眠れば、眠気はとれてすっきりします。

ただこうした昼寝は、家庭ではできても、オフィスでは、昼休みや3時の休憩時間といえどもむずかしいようです。

そこで、昼寝の代わりに、3時の休憩時間を上手に使って眠気をやり過ごす方法を考えてみましょう。

国によっては、午前と午後に1回ずつお茶の時間をとる習慣があります。こうした休みの取り方は、眠気が起こりやすい時間帯を考えると賢い知恵だと思います。

ゆったりとして、コーヒーや紅茶、緑茶などを飲んでカフェインを軽く摂取することが、眠気をやり過ごすのに役立ちます。

周囲の人とおしゃべりをするのも、気分がリフレッシュするので、眠気覚ましによいでしょう。

日の当たりにくいオフィスでしたら、この時間帯に外に出て、外の空気を吸い、日の光に当たることも、リフレッシュするのにいいかも知れません。オフィスの外をひと回り歩いてみるのもよいでしょう。

午後の眠くなりやすい時間帯をうまくやり過ごし、リフレッシュして、以降の時間に新しい気持ちで仕事に取りかかりましょう。

5-2

脚がむずむずして眠れない
――レストレスレッグス症候群

◆レストレスレッグス症候群のケース

56歳の女性です。5年前から、夜寝床に入ると、時々ふくらはぎがむずむずするような違和感がありました。

しかも、むずむずする箇所は、皮膚の奥のほうで、どこがむずむずしているのかわかりません。どうしてもじっとしていられず、脚を動かしてしまいます。

脚をたたいたり、部屋を歩き回ったりすると、症状は軽くなります。なんとか寝つけることがあります。

ところが、じっとしていると、また症状が現れます。しかたがないので、寝床から出て体を動かすと、少し楽になります。この繰り返しです。眠れぬ夜を過ごして、明け方近くになってやっと眠れる状態でした。このような症状の頻度が多くなり、最近は週の半分以上出てくるようになりました。

このように寝つきが悪く、そのうえ途中なんども目が覚め、熟睡感がありません。そのために実際に眠っている時間が短くなり、昼間眠く、だるさも感じます。

寝床につく前でもテレビを見ている時などじっとしていると、このむずむず感が起こるようになりました。

かかりつけの医師に相談したところ、「運動不足なのでは?」と言われました。そこで1時間のウォーキングを1週間ほど続けましたが症状は改善されません。

紹介された睡眠障害専門の医師を受診する

と、レストレスレッグス症候群と診断されました。処方された薬の服用を続けたところ、症状は治まり、ぐっすりと眠れるようになったのです。

▼症状

寝床に入って眠ろうとすると、下肢を中心に異常な感覚が生じて脚を動かさずにいられない感じがして寝つけない、これがレストレスレッグス症候群（むずむず脚症候群）です。

むずむずする、虫が這うような感じがする、脚の奥のほうがかゆいなど、症状はいずれも不快で、多彩です。

じっとしているのがつらく、脚を動かしたくなり、実際に脚を動かしたり、寝床から出て歩くと症状は軽くなります。

しかし、脚を動かすのをやめると再び症状がでるため、寝つきが著しく妨げられます。

症状がもっとも現れやすいのが、夜、寝床に入っているときです。最初はときどき起こる程度ですが、悪化すると毎日起こるようになります。

そして、夜だけでなく夕方ごろからも、テレビを見ているとき、会議中、電車での移動中など、座ってじっとしているだけで症状が

◆「レストレスレッグス症候群」チェックリスト（国際ＲＬＳ研究案が考案）

□脚を動かしたいという強い欲求が、かゆみや痛みなどの不快な下肢の異常感覚に伴って生じる

□安静にして静かに横になったり座ったりしている状態で始まる、あるいはひどくなる

□歩いたり、脚を伸ばすなどの運動を続けている間は改善する

□日中より夕方から夜間にかけて強まる、または夕方から夜間のみに起こる

現れるようになっていきます。

重症になると不快感が腕や腹部など全身に広がることもあります。

原因

レストレスレッグス症候群は、ドパミンという神経伝達物質が関係することがわかっています。そのドパミンを作るのには鉄が重要な働きをしています。そこでレストレスレッグス症候群は鉄欠乏性貧血や腎不全など、鉄が不足しやすい状態で起こってきます。

40歳以降の中高年に発症しやすく、男性と女性では2対3の割合で、女性に多いのが特徴です。女性に鉄不足が起こりやすいのと関係している可能性があります。

妊娠中の女性も約5人に1人の割合でレストレスレッグス症候群を経験します。赤ちゃんの分も補わなければいけないので、さらに鉄欠乏が起こりやすくなるためです。


また、腎不全のある人や、ドパミンが減少して起こるパーキンソン病の人にもよく見られます。

次項に挙げる周期性四肢運動障害と合併することが多いのも特徴です。

対処法

レストレスレッグス症候群の治療は、専門の医師に相談するのがベストな選択です。ドパミンの働きを助ける薬物で治療すると、不快な感覚が和らぎ、不眠も解消します。

また、眠る前に脚をマッサージして血行を良くしておくのも、いやな症状を緩和するのに多少効果があります。

レストレスレッグス症候群は、あまり知られていない病気ということもあり、「眠れないせいで脚がむずむずする」と思い込んでいる人も多いようです。このため対応が遅れてしまう場合もあるので気をつけましょう。

同じようにかゆみが元になる不眠でも、原因が乾燥肌というケースもあります。

とくに中高年になってくると、皮膚が乾燥してかゆみが起こりやすくなるものです。冬場は空気が乾燥するため、ひどいかゆみに悩まされるようになります。こうしたかゆみは、皮膚の表面に起こるものですから、保湿剤を塗って皮膚の乾燥を防いだり、室内の乾燥を防ぐなど、ふだんの生活を少し注意することで改善します。

乾燥肌のかゆみは皮膚の表面に現れるのに対し、レストレスレッグス症候群によるむずむず感は脚の内部に起こります。乾燥肌とレストレスレッグス症候群では、かゆみにこのような差があることを知っておくとよいでしょう。

不眠で診察を受けるときも、「眠れない」という症状を訴えるだけでなく、ほかに見られる心身の症状を伝えるようにしましょう。

そのためには、どういう症状かを注意深く観察して、整理してみることが大切です。

それが不眠の早期解消につながります。

5-3

脚がピクピクして目が覚める
――周期性四肢運動障害

◆周期性四肢運動障害のケース

49歳の男性です。以前から時々、夜中に目が覚めることを自覚していました。睡眠時無呼吸症候群という言葉を聞いていたので、眠っている時にいびきをかいていないか妻に尋ねてみても、すやすや眠っているということでした。ただし、時々脚をぴくぴくさせていたり、ひどいときには蹴るような動きをしていると言われました。

最近になって夜中に何度も目が覚め、朝起きたときにも疲労感が抜けなくなってきました。午後になるとだるくて、集中力を欠くようにもなりました。居眠りも少し増えたようです。近所の内科を受診したところ、不眠と診断されて睡眠薬を用いました。

ところが、夜中に何度も目が覚める中途覚醒は治まりません。睡眠障害の専門医で終夜睡眠ポリグラフ検査をした結果、不眠の原因は、夜中に脚が勝手にピクンと動き、それが原因で目が覚める「周期性四肢運動障害」とわかりました。

▼症状

睡眠中に、何かを蹴るような感じで脚が勝手にピクンと反復して動き、目が覚めてしまうのが、周期性四肢運動障害です。

夜中の前半から中盤にかけて、体がリラックスしてきたときに、よく起こります。明け方にかけて回数はやや減っていきます。カフェインを多くとったときや疲れているときに出やすいのが特徴です。

うとうととしかけた時に、脚がピクンと動いて目が覚めるということを一晩に何度も繰り返すため、睡眠そのものが浅くなり、ひどくなると昼間にだるさや眠気が強くなっていきます。

原因

レストレスレッグス症候群と同様に、ドパミンにかかわる運動神経の低下が原因です。脳の指令で動いているわけではありません。不随意運動といい、運動神経調節機構の不調で勝手に動いているのです。

レストレスレッグス症候群のある人の約8割はこの障害を合併しており、中高年に多くみられます。鉄欠乏症や腎臓病の人に発症しやすい傾向があります。

しょっちゅう目が覚める、熟睡感が得られないといった症状に悩まされながらも、自分では脚の動きに気づかない人が少なくありません。

これが疑われる場合には、家族に観察してもらうのもよいでしょう。また、一晩病院に泊まり、睡眠に関する精密検査（終夜睡眠ポリグラフ検査）を行えば、明らかになります。

対処法

周期性四肢運動障害による不眠は、レストレスレッグス症候群と同様に、睡眠薬を服用してもなかなか治りません。どちらも原因となっている脚の不快感や不随意運動を改善することが不眠解消につながります。

激しい運動のあとにかえって症状が出やすくなることもあります。

症状が強い場合には、ドパミンの働きを改善する薬物などで療法を行います。これによって症状は改善します。

5-4

女性ホルモンの変調で眠れない
——月経前、妊娠初期、更年期

◆月経前の不眠のケース

20歳の女性です。1年ほど前から、月のうち1週間ほど寝つきが悪くなりました。母親に相談しているうちに、その症状は月経の数日前から始まっていることに気づきました。

月経前になると多少イライラしやすくなったりすることもあります。これは女性ホルモンと関連したこととして知っていたので、自分でも対処できていました。また、月経前になると眠くてしかたないという人の話は知っていましたが、寝つきが悪くなるというのは聞いたことがありませんでした。月経が始まると、すんなりと眠りにつけるようになります。

▼女性ホルモンと関連した睡眠の症状

女性は月経、妊娠・出産、更年期というホルモンの大きな変化が起こる時期を体験し、睡眠もその影響を受けます。

月経が始まる数日前くらいから、寝つきが悪く、途中で目が覚めることが多くなります。これが「月経前不眠症」です。また、同じく月経が始まる数日前くらいから、昼間に眠気が強くなってきます。夜の睡眠は平常と同じ状態です。これは「月経前過眠症」と呼ばれる症状です。

更年期になると、ホルモンバランスが乱れて自律神経に混乱が生じます。年齢でいえば40代後半から50代後半。熱感や寝汗などのため、中途覚醒することも多いようです。

また、若い頃に比べて眠ることのできる時間が減り、7時間を切る人も増えてきます。そのことに気づかず、若い頃と同じように眠ろうとすると、不眠を招くことになります。

原因

女性特有の不眠には、成熟や妊娠、更年期と一生を通して大きく変化する女性ホルモンが影響しています。

女性ホルモンには、卵胞ホルモンと、黄体ホルモンの2種類があります。卵胞ホルモンは排卵の準備をするホルモンで、月経の終わりごろから排卵前にかけて分泌が高まります。黄体ホルモンは排卵後に分泌されて、妊娠した場合、これを安定して継続させるために働くホルモンです。

排卵後の黄体ホルモンの分泌が増える期間は黄体期と呼ばれ、この時期に寝つきの悪さを訴える人が多いようです。これは、黄体ホ

●月経の周期とホルモンのはたらき●

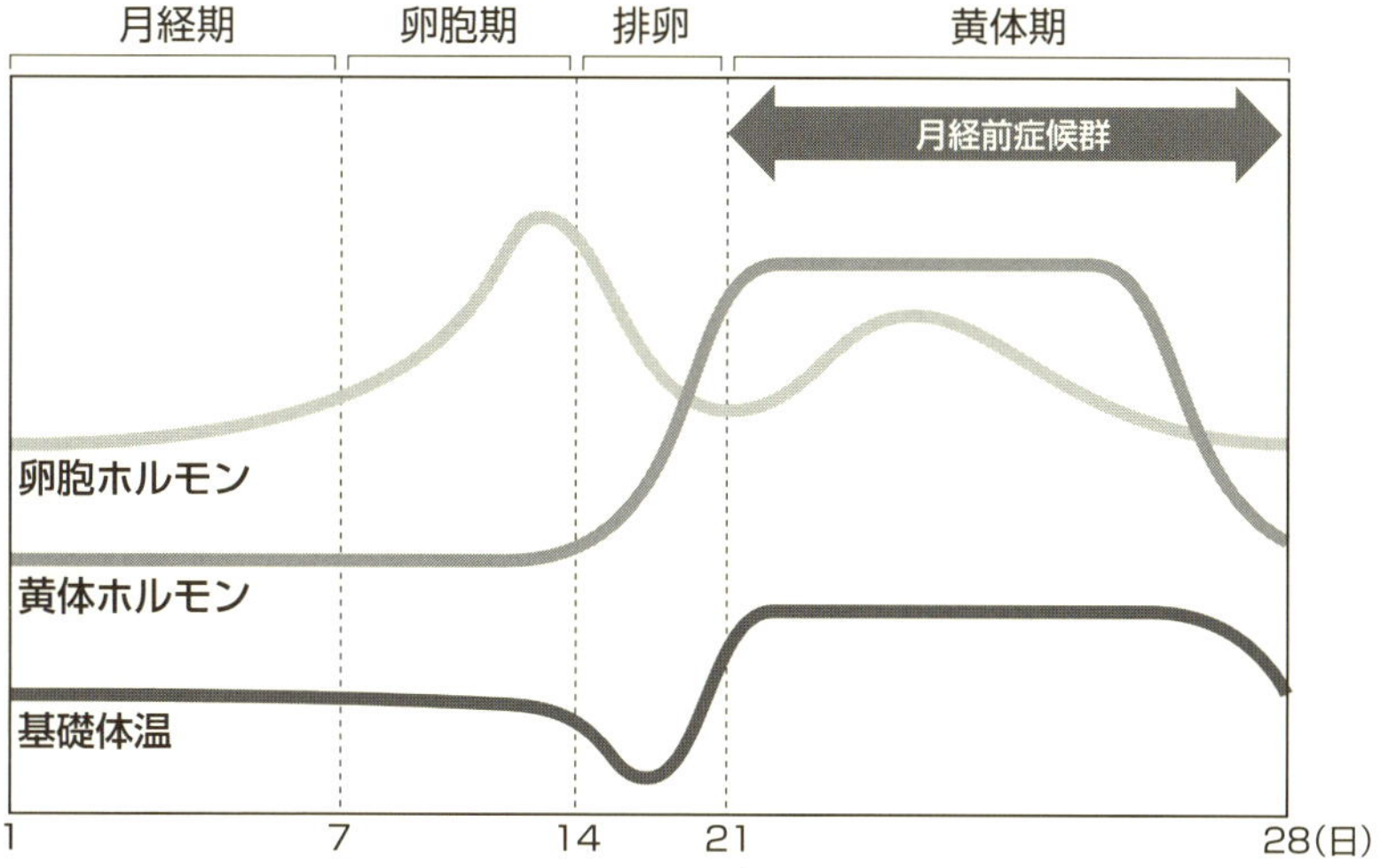

ルモンには体内時計を遅らせる作用があり、体の眠る準備が遅れるためです。

黄体期は高温期ともいわれます。この時期には眠っているときの体温が下がらなくなります。基礎体温を測定した方はよくわかると思いますが、卵胞期であれば早朝の体温は低いのですが、黄体期になるとこれが高くなります。精密に測ると、睡眠中にふつうなら36・2度を割りますが、黄体期のときには36・5度を割りません。体の深部の温度も下がらない、つまり完全には休まないために、眠りが浅いと感じられるのです。これは黄体ホルモンが妊娠を安定して継続させるため、赤ちゃんの分もエネルギーを確保するために体温を下げない、つまり代謝を下げないようにしているとも考えられます。

妊娠中に眠れないと感じる人で、寝つけない、夜中に目が覚めるといった原因として、もう一つ考えられることがあります。それは、寝ているときにも赤ちゃんの動きがお母さんに伝わり、そのため安眠できない感じになっているということです。お腹に宿した赤ちゃんを守るためにも、これは必要なことでしょう。

黄体期に昼間眠くなるのは、体温が下がり切らないために夜に熟睡できなくなることに加えて、黄体ホルモンが脳に対して緊張をやわらげるように働くためだとも考えられています。黄体ホルモンには安定剤と同じようにGABA（ガンマアミノ酪酸）神経系に対する作用をもっているからです。これが日中の眠気やだるさと関連している可能性があります。

妊娠後6ヶ月頃になるとお腹が大きくなり、物理的に寝苦しいことも増えてきます。この時期に注意するのは、大きくなった赤ちゃんの圧迫によって無呼吸症候群が起こることがあることです。この時期になって、いびきがひどくなったり、呼吸が止まるようなことがあると言われるようなら専門医に相談しましょう。

月経前や妊娠中に睡眠の質が悪くなるのは、生理現象の延長線上にある症状です。女性としてのホルモンの機能がきちんと働いている証拠ですが、これがひどいときには医師と相談して対処していきましょう。

なお、更年期になると、黄体ホルモンや卵胞ホルモンの分泌が急激に減ります。さらに、こうしたホルモンを分泌させる卵胞刺激ホルモンや黄体刺激ホルモンの分泌が高くなります。このように、ホルモンの面では大きな変化が体に起こってくる時期です。このために自律神経などに混乱が生じるような大きな影響が現れるため、睡眠にも影響が出ると考えられています。

睡眠への影響は、主として卵胞ホルモンの分泌が減ることと関係していると考える人もいます。このためホルモン補充療法で更年期の不眠が良くなる人もいます。

対処法

月経前の不眠や日中の眠気を抑えるうまい方法は今のところありません。不眠に対して睡眠薬、日中の眠気に対して精神刺激薬など過眠症治療に使う薬を用いることは、女性の方はあまり賛同できないのではないかと思います。

月経2日目ごろになれば、黄体ホルモンの分泌は低下し、眠気も弱くなります。症状を判断する一つのヒントとなるのは、基礎体温で測っているような体の内部の温度が夜に下がらなくなっていて、眠りの質が悪くなっていることです。

同年代の女性や姉妹、母親などに話してみると、意外に多くの人が困っているのがわかると思います。

こうしたことがひどいときには、婦人科の医師に相談しましょう。不眠に対して医師の指導のもとで睡眠薬を用いることを検討してもよいでしょう。

なお、月経前の高温期や、妊娠中に体が熱く感じるとき、更年期のほてりなどで寝つけないときに効果的な方法があります。アイスノンなどを氷まくらのように使って首のあたりを冷やすのです。原始的な方法ですが、体が眠る準備を整えるのを助けて寝つきやすくなります。

更年期の場合には、ホルモン補充療法を行っているうちに、しだいに不眠などが改善してくることもあります。不眠がひどいときには婦人科の医師に相談してみるのがよいでしょう。

月経前の不眠や過眠などに対しては、日中に光をじゅうぶんに浴びると改善するという報告もあります。体の動かすのが大変で家の中にいる場合にも、窓の近くなど日当たりの良い場所で過ごすようこころがけてみましょう。

6章

ほんの少しの工夫で睡眠満足度は高められる

6-1 リラックス・タイムを持とう

●まず心身の緊張をほぐす

不安があったり、ストレスがたまっていると、なかなか寝つけないものです。夜中に目が覚めるようにもなってきます。不安、ストレス、悩みごと、心配ごとなどがあると、寝床についても頭が冴えたままになります。ふつう脳はしだいに休息モードを強めていくものなのに、脳の活動が活発になり、頭が冴えてしまうのです。

遅くまで仕事をしていたときも、眠ろうと思っても寝つけないことがよくあるでしょう。フルに回転させていた脳は、急に回転を止めても、オン・オフのスイッチはすぐには切り変わらないのです。こういうときは熱くなっている頭を徐々に冷やす作業が必要です。仕事に適応した心身を休息・睡眠モードに変えるには、少し時間がかかることを知っておきましょう。

そうしたとき、スムーズに眠りに導いてくれる方法があります。心身の緊張をほぐすこと、つまり、リラックスすることです。これには最低1時間くらいかかるのがふつうです。そのとき、眠れないと焦る必要はありません。

ふだんでも、質のよい睡眠のためには、寝床につくまえに、心身を緊張状態からリラックス状態へと切り替えることがなによりも大切です。

●リラックス・タイムの過ごし方

1日の終わりにリラックス・タイムを作りましょう。始まりの時刻は、いつも自然に眠くなる時刻から1〜2時間ほど前とします。ここで肝心なのは、寝床につく時刻はあまり厳密に決めすぎないこと。リラックス・タイムを過ごしながら眠くなったら寝床につく、という形にします。リラックスしていると、なんとなくだるくなってきたり、体がぽかぽかしてくる感じがするものです。これは体に眠りの準備が始まっている証拠です。このとき、寝床に入るとすんなり眠ることができます。

一方、眠ろうと決意して寝床に入っても、かえって眠れないのは、体に眠りの準備がまだできていないからです。そのまま眠ろうと寝床にいて、眠るぞ、と意気込んだり、眠れなかったらどうしようなどと考えると、反対に頭を冴えさせて眠りを妨げることになります。これではスムーズに眠りに移行することができません。

リラックス・タイムになったら、あまり積極的・活動的なことはしないようにします。お風呂にはいったり、心身をゆるめるリラックス方法を行ったりして、ぼんやり過ごします。テレビを見ているのが一番リラックスできるなら、ぼーっと見ていればいいのです。

この章では前半で不眠を解消して快適な眠りを得るために体を介してのリラックス方法を紹介するとともに、後半ではより良い眠りを得るために心掛けておきたいことを述べます。なお、リラックス方法については、すべてを実践する必要はありません。自分に合ったリラックス方法を見つけるようにしましょう。

6-2

体をラクにすることで心もラクになる

――筋弛緩法《きんしかんほう》

●就寝前に意識して体をリラックスさせ、その効果で心をリラックスさせる――

昔から「肩の力を抜いて」などと言われるように、強い不安やストレスがあると、気持ちだけでなく体も筋肉も緊張して固まったような状態になります。不眠で悩む人の中には、寝床についても体が緊張していて、それが眠りを妨げる要因となっていることがあります。不眠になると肩こりや背中の痛みなどを訴えることが増えるのも、この表れでしょう。

心の緊張を、気持ちの持ち方などでなくそうと努力しても、なかなか難しいものです。ところが、体の緊張を解いてうまくリラックスできると、気持ちの面での緊張や興奮も鎮まってくることがあります。

このしくみを利用して、意識的に体をリラックスさせることによって、精神的なリラックス状態を導く方法の一つが筋弛緩法です。寝床につく前のリラックス・タイムに利用できる方法の一つです。

筋弛緩法のいちばんのポイントは、筋肉が緊張した状態と、ゆるんだ（リラックスした）状態の差を体感・自覚できるようにし、自分の意思で筋肉をゆるめていく点にあります。

実行するにあたっては、イスに座り、ゆったりした気持ちで行うことが大切です。次ページのようにやり方はむずかしくないのですが、慣れるまではこの内容を紙に大書して、それを見ながら行ったり、誰かにサポートしてもらったりするとよいかも知れません。ただし、不眠で苦しんでいるときにこうした方法を習得しようとすると逆効果になります。寝つくことにさらに意識が集中してしまい、本来リラックスさせる方法であるのに、緊張が高まってしまうからです。こうした方法は不眠が改善してきて、気持ちに余裕ができてからスタートすることがなによりも大切です。

●筋弛緩法のやり方

体の各部位を次のような順序で緊張と弛緩を繰り返します（次ページイラスト参照）。どの部位も、10秒間力を入れたあと（緊張）、力を抜き、そのまま20秒間脱力状態（弛緩）を続けます。

①両手　両腕を伸ばして膝の上に置き、10秒間固く握ったあと、手のひらを開いて20秒間脱力
②上腕　ひじを曲げて握り拳を肩まで上げ、緊張→弛緩
③背中　ひじを折って握り拳を肩まで上げ、肩胛骨を中心に緊張→弛緩
④肩　力を入れて両肩を上げて緊張→力を抜いて肩を下げて弛緩
⑤首　右に曲げて緊張→もどして弛緩。左も同様に
⑥顔　口をすぼめ顔を中心に寄せて緊張→口をぽかんと開けて弛緩
⑦腹部　手を当てて腹に力を入れて緊張→腹をゆるめて弛緩
⑧足　つま先を伸ばして脚の表側の筋肉を緊張→弛緩。つま先を上に曲げて脚の裏側の筋肉を緊張→弛緩
⑨全身　①〜⑧の全部位を同時に緊張→弛緩

●筋弛緩法のやり方

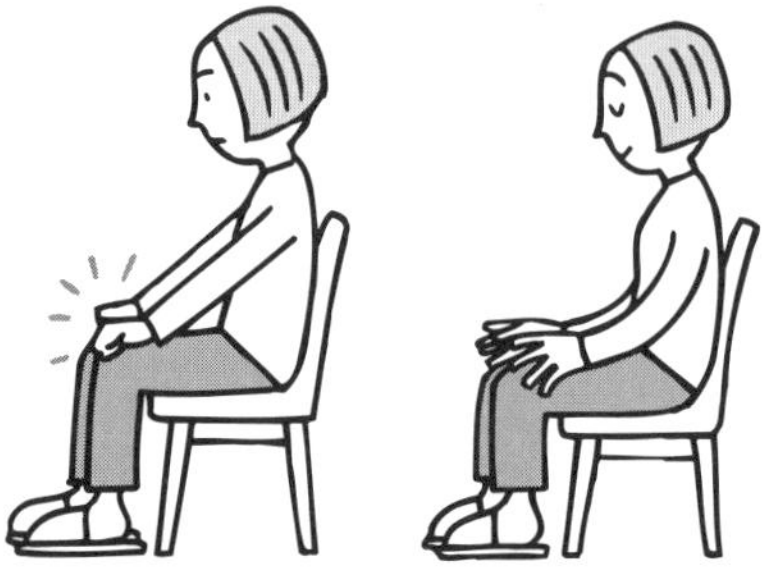

1. 両手：両腕を伸ばして膝の上に置き
10秒間固く握ったあと、手のひらを開いて
20秒間脱力。

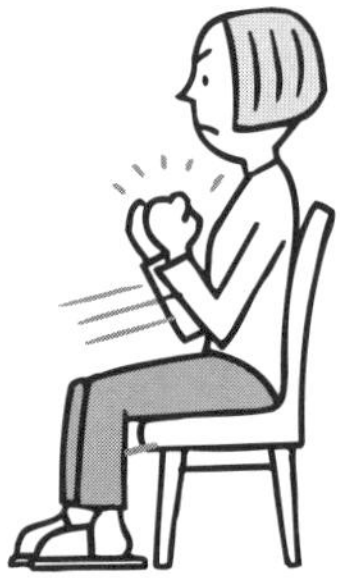

2. 上腕：ひじを曲げて握り拳を
肩まで上げ、緊張→弛緩。

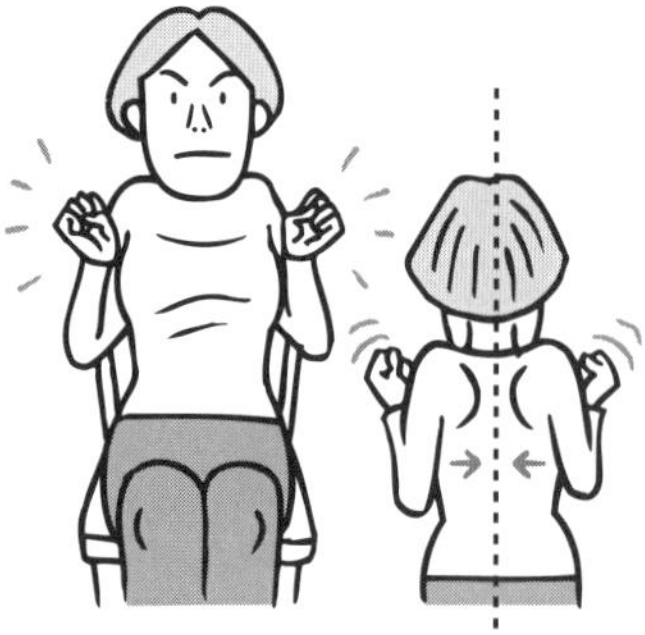

3. 背中：ひじを折って握り拳を肩まで上げ
肩胛骨を中心に緊張→弛緩。

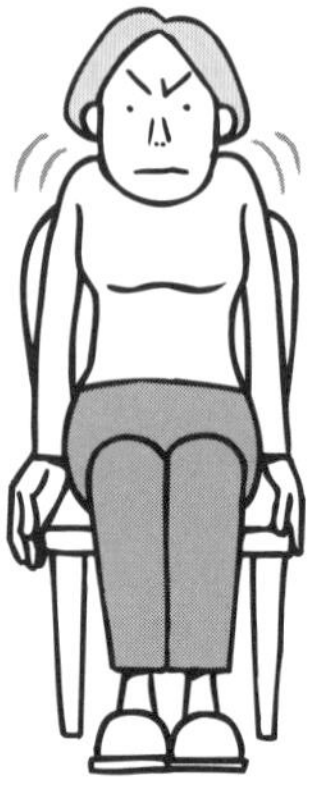

4. 肩：力を入れて両肩を上げて緊張→
力を抜いて肩を下げて弛緩。

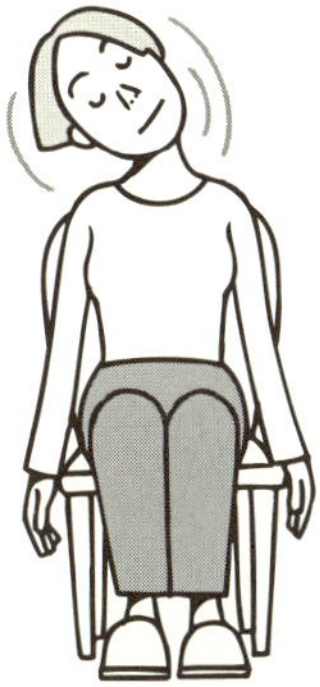

5. 首：右に曲げて緊張→
もどして弛緩。左も同様に。

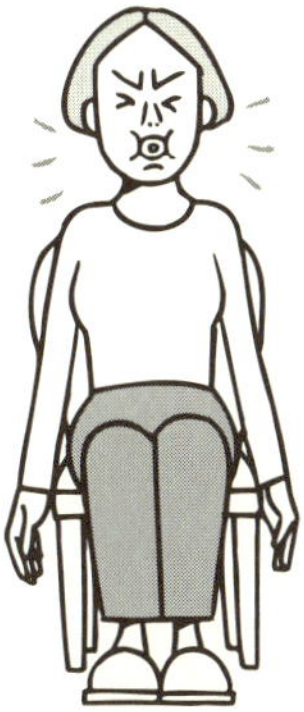

6. 顔：口をすぼめ顔を中心に寄せて
緊張→口をぽかんと開けて弛緩。

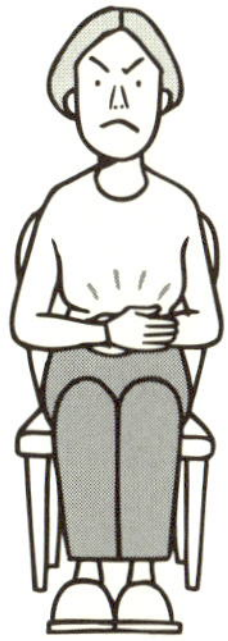

7. 腹部：手を当てて腹に力を入れて緊張→
腹をゆるめて弛緩。

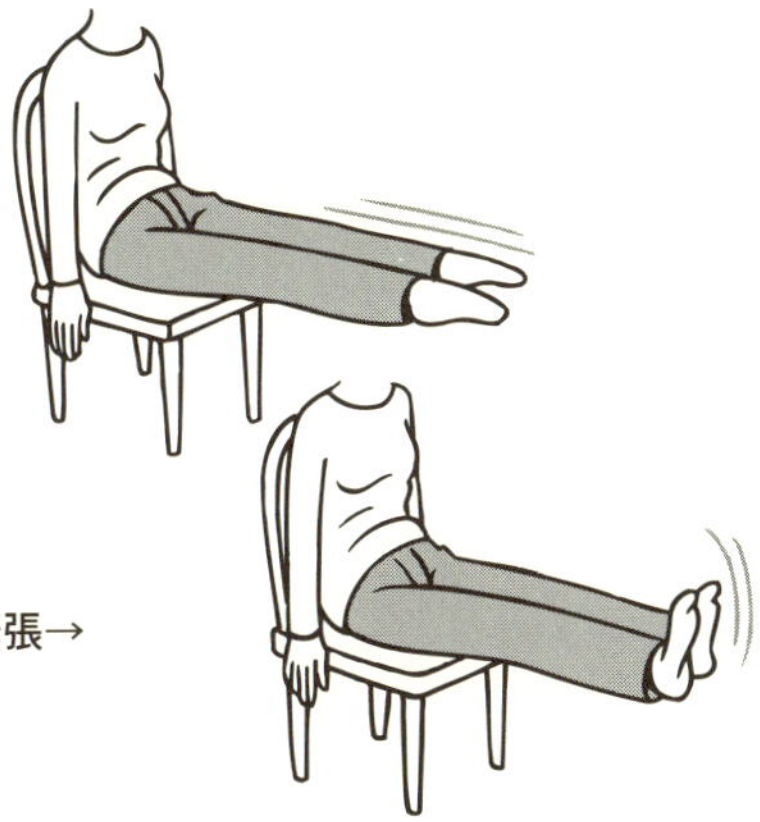

8. 足：つま先を伸ばして脚の表側の筋肉を
緊張→弛緩。つま先を上に曲げて脚の筋肉の
裏側を緊張→弛緩。

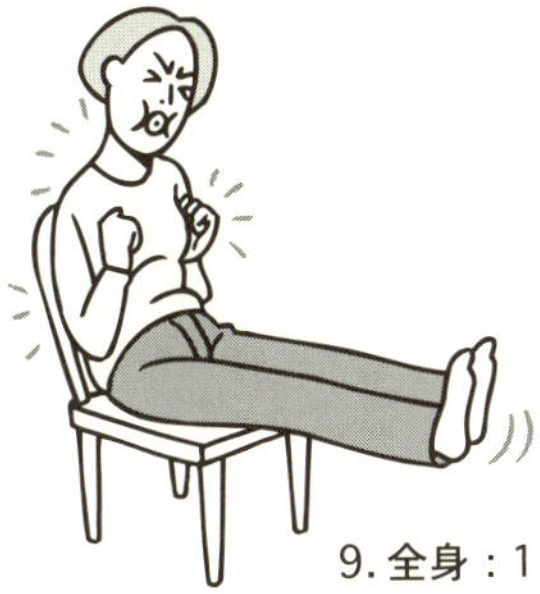

9. 全身：1～8の全部位を同時に緊張→弛緩。

6-3 自己暗示でリラックス
――自律訓練法

●言葉で自己暗示をかけて体をコントロールする

心身を効果的にリラックスさせる方法として、よく知られているのが自律訓練法です。70年前に、ドイツの精神科医シュルツによって開発されたもので、心身症や神経症の治療をはじめ、ストレス解消、リラックス法として広く使われています。

深くリラックスした状態では、筋肉の緊張がとけるので手足や体が重く感じられます。筋肉がゆるむと血流がよくなるため、手足や腹部が温かく感じます。心臓は規則正しく拍動し、呼吸が楽にゆったりとします。この「こころが楽になると体も楽になる」を逆転させて、「体を楽にすることでこころを楽にする」のが自律訓練法です。具体的には、「手が重い」「手が温かい」など各生理現象に対応した言葉をこころの中で繰り返し唱えて自己暗示をかけ、リラックス時と同じ生理現象を意図的に起こし、それによって精神面をリラックスさせます。

寝床につく前に、静かな環境で、イスに座るか床に仰向けに寝て、気持ちを落ち着かせ、軽く目を閉じた状態で行います。唱える言葉（公式という）は6種類あります。

自律訓練法は、きちんとしたトレーナーと行うことが成功の秘訣です。また、この方法も前項の筋弛緩法と同じく、不眠症の治療が一段落したところで医師とも相談しながらスタートしたほうがよいでしょう。

●自律訓練法

●練習のポイント

①一つの公式は、20〜30秒間行う。
②一つの公式を練習したら、最後に必ず覚醒のための消去動作を行う。
③３回を１セッションとし、朝昼晩と１セッションずつ行う。
④一つの公式ができるようになったら次の公式を加えるという形で進める。

●消去動作

①目を閉じたまま、両手で拳を握り、ひじを曲げて脇腹に引きつける。
②両手を前に突き出しながら、手を開く。
③深呼吸して、目を開ける。

●公式（カッコ内は唱える言葉）

〈背景公式〉「気持ちがとても落ち着いている」

練習の最初に４〜５回唱える。

〈第１公式〉「手足が重い」

「右腕が重い」と繰り返し唱え、重く感じるようになったら、消去動作をしたあと、次のステップに進む。

右腕→右腕＋左腕→両腕＋右脚→両腕＋両脚の順で対象を広げる。

〈第２公式〉「手足が温かい」

「右腕が温かい」と繰り返し唱え、温かく感じるようになったら、消去動作をしたあと、次のステップに進む。

右腕→右腕＋左腕→両腕＋右脚→両腕＋両脚の順で対象を広げる。

〈第３公式〉「心臓が穏やかに規則正しく鼓動している」を繰り返し唱え、そう感じたら消去動作をする。

〈第４公式〉「自然に呼吸している」を繰り返し唱え、そう感じたら消去動作をする。

〈第５公式〉「おなかがとても温かい」を繰り返し唱え、そう感じたら消去動作をする。

〈第６公式〉「ひたいが涼しい」を繰り返し唱え、そう感じたら消去動作をする。

6-4

息を長〜く吐いてリラックス
——呼吸法

●フーッのひと息で心身の緊張を解く

集中してなにかの作業をしていて、一段落すると、フーッと息を吐くことはありませんか。まさに「ひと息つく」です。大勢の人の前で話をするとき、試験の開始直前、試合の対戦前など、大きく深呼吸することも、よくあります。

不安やストレスや心配事があるとき、あるいは緊張しているときは、自然に呼吸は浅く速くなります。不安などがなく、ゆったりしているときは遅くなり、1回1回が深くなります。本能的・生理的な反応です。

作業後にひと息つくのも、試験前に深呼吸するのも、この反応を利用して不安や緊張を軽くしていると考えられます。体は、呼吸の効用を知っていて、無意識にこれを行っているのです。これを意識的に行うのが呼吸法です。寝床につく前に試してみるのも、リラックス法としてよいかと思います。この方法も不眠が改善してから取り組むようにしましょう。

呼吸法は、誰にでもできる手軽で簡単な方法ですが、なかには体質的に合わない人がいます。試してみて心地よくなければ、やらないほうがよいでしょう。

●呼吸法

①腹式呼吸で行う

呼吸に合わせて、腹部をふくらませたり、へこませたりする方法です。

②息を吐くことを重点的に意識する

息を吐く動作にリラクゼーション効果があるので、吐くことにウエイトを置いて行います。

③できるだけゆっくり呼吸する

苦しくならない程度に、「できるだけゆっくり」です。とくに息を吐く時間は、吸う時間の倍ぐらいかけるようにします。慣れるほど、時間はかけられるようになります。

●呼吸法のやり方

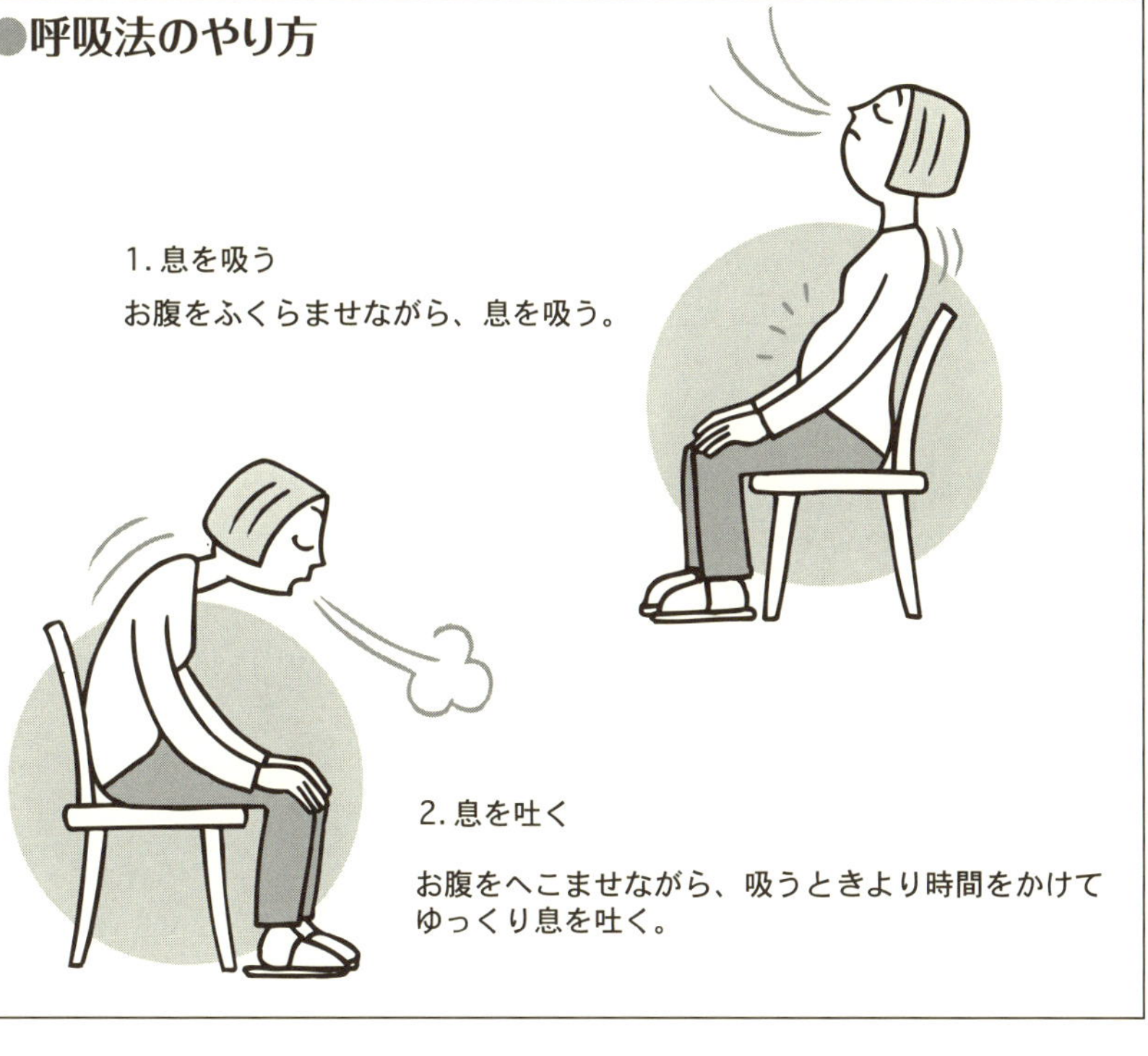
1. 息を吸う
お腹をふくらませながら、息を吸う。
2. 息を吐く
お腹をへこませながら、吸うときより時間をかけて
ゆっくり息を吐く。

6-5

ぬるめのお湯にゆったりつかる

●入浴は体内温度を下げ体を睡眠モードに移行させる

裸になって温かいお湯に全身をつけて大きく息を吐く――筋肉の緊張がほぐれ、身も心もリラックスする一瞬です。適切な入浴は、手っ取り早いリラックス法です。

お風呂に入ってほどよく体を温めると、体の温度を下げるしくみが働き出します。このため、脳や体内の温度（深部体温）がうまく下がっていき、眠りの準備が促進されます。ぬるめのお湯にゆったりと入ることで、体や心もリラックスできるのです。

赤ちゃんは、眠くなると急に手足がぽかぽかしてきます。これは体表から熱を逃がすシステムが働くためです。脳や体の内部の温度を下げて、睡眠の準備を始めているのです。これにより、眠りの態勢に入ります。

このしくみは大人でも同じように働きます。放熱システムは、40度以下のぬるめのお湯に入ることで、うまく働かせることができます。ぬるめのお湯の入浴が、寝つきや睡眠を促進する効果があるのです。

●熱いお湯が好きな人は短めにし、寝床につくまで2時間あける

ぬるいお風呂に入ると、だるくなったり、疲れが出るので嫌だという人がいます。それは眠る

準備がはじまっているからです。疲れが出るような感じがするなら、眠りに入る準備ができ始めたと考えてください。

リラックスするための入浴なら、お湯の温度は38～40度程度の「ちょっとぬるめ」が適温です。そのお湯にゆったりと入りましょう。42度以上のお湯に入らないと、疲れがとれる感じがしないという人がいるかもしれませんが、その熱さだと逆に目が覚めてしまい睡眠を促進することにはなりません。

バスルームで好きな音楽を聴いたり、雑誌などを読んだりするのもよいでしょう。入浴剤やハーブなどで、お気に入りの香りを楽しみながら入浴するのもリラクゼーション効果を高めます。入浴は、寝床につく30分くらい前までにすませます。適度に温まった体から熱を逃がすしくみが働くことによって、脳や体内の温度も下がるので、眠りやすくなります。

「熱いお湯でないと入った気がしない」という人は、入浴時間を短めにし、就寝までの時間を長めにとります。寝床につく2時間くらい前にはお風呂から上がっているようにします。

香りを睡眠に役立てるには？

植物の香りで心身のリラックスやストレス解消を図るアロマテラピー。日本でも普及して、女性の間で愛好者が増えているようです。

上手に利用すると、眠りに役立つとも言われます。

一般に、ラベンダーやサンダルウッド、ローマンカモミール、イランイランなどがリラックス効果が高い香りとされていますが、それにこだわらず、自分で実際に香りを確かめて選ぶことをお勧めします。

選ぶ基準は、心地よく感じられるかどうかです。心地よく感じる香りなら、リラックスに効果があるでしょう。

香りを寝室にたき込めるには、精油（エッセンシャル・オイル）を皿などの容器に入れて熱する方法が基本ですが、もっと手軽に、ティッシュや脱脂綿に精油を1～数滴垂らして、枕元に置いて眠る方法もあります。いつも同じ香りを使っていると、その香りと眠ることとの間に条件づけができて、眠るのに効果があります。

ぬるめのお湯に精油を数滴垂らすアロマバスと言われる方法もあります。入浴によるリラックス効果とお気に入りの香りが相乗効果を発揮してくれるわけです。

ただし、これらは欧州で発達してきたリラックスの方法です。心身のリラックスを得られる背景には、慣れ親しんだ心地よい香りであることが大きな前提となっています。その点、これらのアロマは、私たちが子供のころから慣れ親しんだ香りというわけではありません。

また、アロマに薬理作用があるわけでもありません。あまり心地よいと感じない人は、無理に取り入れないほうがよいでしょう。

自分にとっての心地よささを大切に

▼自分の素直な感覚で選ぶ

リラックス方法を選ぶときには、それが「自分にとって心地がよいかどうか」という感覚を重視してください。「あまり心地よくない」と感じたら、すぐにやめましょう。

「眠るために」とか「効果があると人が言うから」ということでその方法に挑戦し、つらいと感じたのに我慢して続けるのはマイナスです。何か苦しいことを克服したら眠れるようになると考えるのはよくありません。心地よいか・心地よくないかが、リラックスの程度を決めます。

我慢するとむしろ緊張が強くなるので、我慢して続ける必要もありません。その心地よさが眠りに結びつくかどうか、などと考えなくてもだいじょうぶです。素直に「心地がいい」という感覚を基準にすればよいのです。

あれこれむずかしく考えることはありません。自分が心地よく感じる方法をうまく見つけましょう。もちろん、本文でご紹介した以外の方法でもけっこうです。

テレビを見ているときが一番リラックスするなら、ぼーっと見ればいい。音楽を聴くとリラックスするという人なら、クラシックでもポップスでも、自分が好きな音楽を聴けばよいのです。

特別なことは必要ありません。夜、やり残した仕事の書類を見ていると、強い眠気が出てくるという人もいるでしょう。

自分の生活の中で、自分にあったリラックス方法を見つけることが一番大切なのです。

6-6

暑くても寒くても眠れない理由

●休息が必要になると体内の熱を下げて眠りにつく

夏になると、暑くて寝苦しいのはなぜでしょう？　冬、ふとんが冷たい夜にはなかなか寝つけませんし、夜中に寒さで目が覚めることもあります。その理由はどこにあるのでしょうか？

睡眠と体温の関係から、私たち人間の生き物としての特性について考えると、その理由がわかります。

は虫類や両生類などの変温動物は、気温が下がる時期になると体内の温度も下がり、活動できなくなります。これに対して私たち人間は、ほ乳類で恒温動物です。恒温動物は、外界の温度が下がっても体温を保つことができるため、気温が下がっても大きな影響を受けずに活動することができるのです。

その代わりに、恒温動物は脳と体の休息が必要な時間帯になると、自ら体内の熱を積極的に下げて眠ります。

ヒトでは夜になると体内時計が手先や足先から熱を逃がすシステムが働き、体重が数十キロある人間の体温を効率的に下げていきます。そして、睡眠に導くのです。眠くなったとき、体内の温度が下がっているはずなのに手足が温かく感じるのはそのためです。赤ちゃんの手が、眠くなると温かくなるのと同じです。そして、眠りにつくと、寝汗をかいてさらに体内の熱を冷まし、体全体が深く休息、つまり、熟睡することになるのです。

●冷え性の人が寝つきにくいのはなぜ？

右で述べたように、眠りにつくためには体内の熱を下げる必要があるのですが、日本の夏のように気温と湿度が高いと、手先や足先から熱がうまく逃げていきません。効率的に熱を逃がすことができないため体の内部の温度が下がりにくく、睡眠に入りにくいのです。

夏に快適な眠りを得るためには、エアコンの上手な利用が現実的な対策でしょう。寝床につく前からつけておき、冷えすぎたり、寒くて途中で目覚めないようにタイマー機能を使うなど、快適な設定をみつけましょう。

反対に寒くて眠れないのは、寒いと手足の末梢血管が縮んで熱を逃すまいとするからです。冷え性で手足が冷たくなる人は、熱を逃すのがうまくいかないため、寝つきが悪くなりやすいのです。少し体を温めると、血管が広がって手足から熱を逃しやすくなり、眠る態勢のスイッチが入ります。寒い晩は、あらかじめふとんや部屋を暖めておくとよいでしょう。

●8月下旬には身体はすでに秋になっている

日の長さと睡眠も関係しています。睡眠がいちばん長くなるのは、日がもっとも短い冬至の頃、12月から1月にかけてです。反対に睡眠が短くなるのは、日がもっとも長くなる夏至の時期。正確には、日本では梅雨があるので夏至の少し後ですが、この、日が長く空気がすがすがしい頃に睡眠が短くなります。

夏に睡眠が短いのは暑さのせいだといいますが、理由はそれだけではありません。空調の効いた部屋で寝ていても、7月頃になると、眠りが短くなってくる人は多いのです。これは、日の長さに合わせて睡眠の時間をコントロールする、体内時計と関係した現象です。

8月の終わりになると、秋分の日を1ヶ月以内に控え、7月のはじめに比べると日がかなり短くなってきます。すると夏から秋へと体の態勢が切り替わります。このため活動性が少し低下し、やや活発さがなくなってきます。この頃になると夏バテを感じます。いわゆる夏バテは、夏の疲れが出ているというより、秋のモードに体が切り替わっているのです。

6-7

朝の寝起きをすっきりさせる方法

●定時に起きて、光を浴びよう

スイッチを入れるように朝すっきり目覚め、すぐにフル回転で活動を開始できる——誰にとっても理想的な朝のスタイルのように思われがちですが、毎日こうした目覚めをしている人はあまりいません。

私たちの体の眠りと目覚めは、ゆるやかなテンポで入れ替わっています。目覚めの準備は、まだ眠りのシステムが働いている間に、ふだん目覚める2時間ほど前から始まり、ゆっくりと活動の準備に入ります。目覚めてからも、活動に適した程度の動きになるには1時間くらいかかるのです。

朝の寝起きがすっきりしないのは、誰にでもあることです。朝起きるのがどんなにつらくても、定時に起きて、すぐに太陽の光を浴びましょう。外に出なくても、窓辺で過ごせば十分です。目から光の情報が入って、体内時計がリセットされると、それから14～16時間後に体が眠る態勢に入り眠気が出てきます。快適な1日を送るためには、この太陽の光による体内時計のリズムの調節を行うことが何より重要なのです。

●明るさのメリハリが眠りの質をあげる

眠りと目覚めは、休息と活動という正反対の状態です。その差をしっかりつけて、「いまは活動中の昼です」「いまは夜なので休息の時間です」といったメリハリを脳と体にはっきり感じさせることが、よい睡眠につながります。

昼は仕事でも家事でも、あるいは運動でも、体を動かして、しっかり活動します。こうやって、昼と夜のメリハリをつけるわけです。

メリハリがついてくると、眠りによい影響を与えます。眠りが安定して、夜中に目覚めにくくなります。

たとえば、骨折などで入院したとき眠りが浅くなり、夜によく目が覚めたりするのは昼も夜もベッドで安静にしているために、活動と休息のメリハリがつかなくなることが一因です。

もっと重要なのは、明るさのメリハリです。

朝は、目覚めとともに日の光を浴び、昼は太陽の下で過ごし、夜、日が沈んだあとは、あまり強い光を浴びないようにします。睡眠には、これが理想的です。私たちが、このとおりの生活を送ることはできませんが、できるだけ昼は明るい環境で、夜は光を落とした環境で過ごすという区別をつけるように心がけます。「日の光を浴びる」と言っても、目が明るさ（の情報）を感知すればよいのです。直射日光を顔や体に浴びる必要はありません。

●部屋に日の光を入れる工夫をする

現代の住宅は、外部の変化をできる限り遮断して、内部に入れないつくりになっています。だからこそ安眠できるのですが、目覚めやすい環境とは言えません。目覚めやすい環境にする工夫をしてみましょう。

マンションのように窓に雨戸がついていない住まいなら、朝、日の光が入ってくるように、光を通す素材のカーテンを使います。遮光性が高いものを使っている場合は、閉めないままにします。街灯などの明かりで眠りにくいようなら、閉めても結構ですから、毎朝、同じ時間に起きて、起きがけにカーテンを開けます。

雨戸がある住まいの場合は、起きたらすぐに雨戸を開け放って朝日を入れます。多数のスリットが入った雨戸を使うと、わずかとはいえ朝の光を部屋に入れることができます。

寝室が広い部屋なら、窓際で寝ます。日の光の明るさは、窓から遠ざかるほど急激に落ちてしまうからです。

ただ、「たくさん浴びなくては」と意識して行動する必要はないでしょう。

重要なのは明るさですから、自然光でなくてもかまいません。日の光に近い明るさ（2500ルクス以上）があれば、蛍光灯など人工の光でも、体内時計は昼間だと認識します。夜間、こうした強い人工光のある場所としては、次のようなことが参考になるのでしょう。ナイターの球場のマウンドが2500ルクス程度、パチンコ店やコンビニエンスストアの店内では1000～1500ルクス程度の明るさがあります。過敏な人では、この程度の明るさでも影響が出ることがあります。

普通の家庭の部屋の照明は100～300ルクス程度ですから、夜に浴びてもほとんど問題ありません。寝室は真っ暗にしなくともよく、暗くすることにあまりこだわる必要はありません。

●必ず朝食を食べよう

毎日、きちんと朝食をとっていますか。答えはノーという人も多いと思います。朝食を食べない人は特に若い男性が多く、20代で30％、30代では27・7％が「朝食抜き派」です（２００８年厚生労働省「国民健康・栄養調査」：下図参照）。

女性でも若い世代に「朝食抜き派」は多く、20代で26・2％、30代で21・7％という数字になっています。

最近では、小学生でさえ朝食を抜く子どもが多いといいます。「忙しいから」「食欲がないから」など、理由はいろいろあるでしょうが、頭と体を早くシャキッとさせるのなら、ぜひ朝食をとりましょう。

脳のエネルギー源はブドウ糖ですが、脳はブドウ糖を貯めておくことができないため、朝起きて何も食べないで活動を開始しても、脳の働きは悪いままなのです。

規則正しく朝食をとるようにしていると、食事

●朝食欠食の状況●

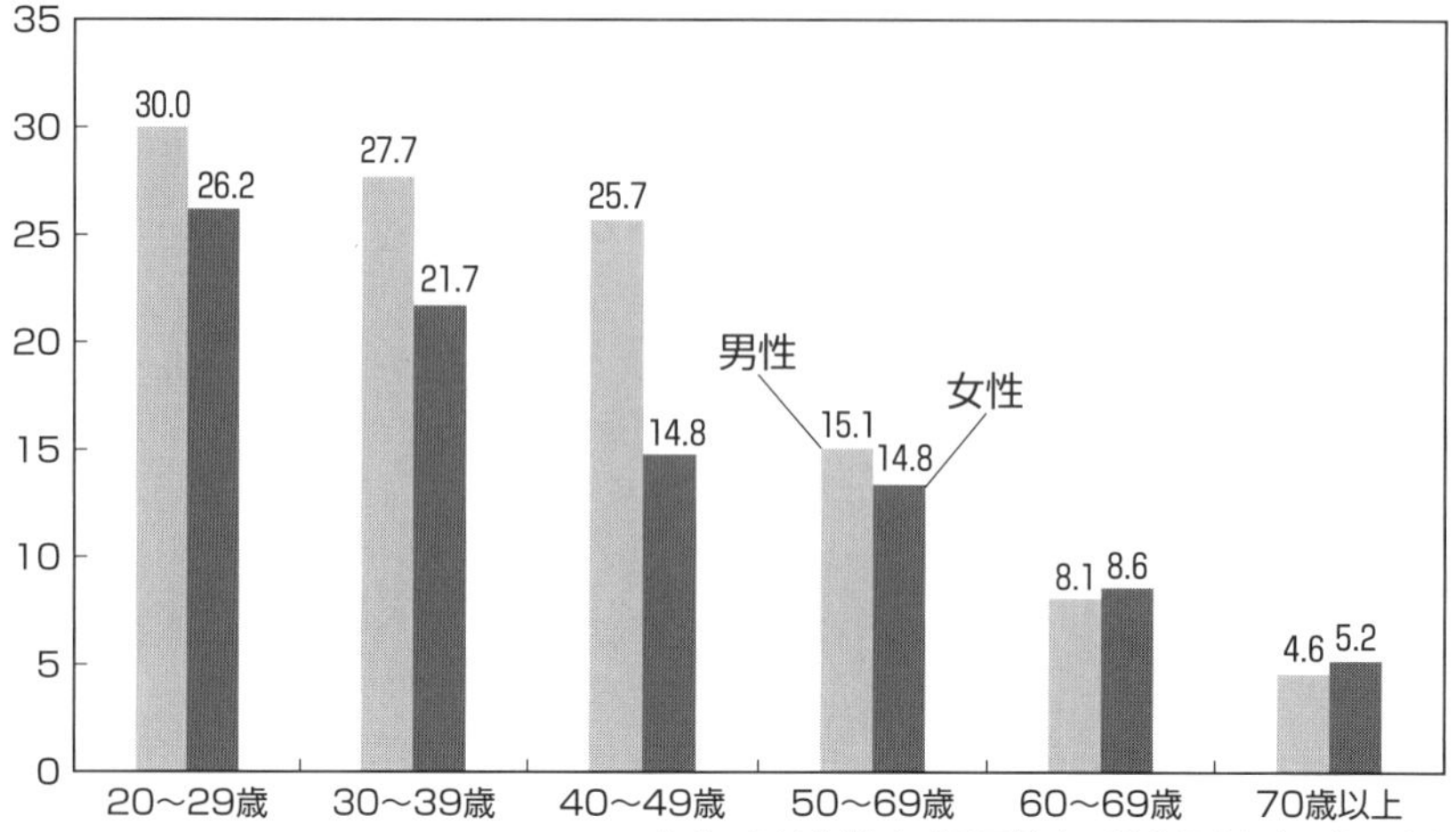

出典：厚生労働省「国民健康・栄養調査」（平成20年）

の1時間ほど前から胃腸や食道、肝臓などの消化器系の活動が活発になることが動物実験で確かめられています。消化器系の活動が活発になると、朝の目覚めも促進されると考えられます。朝、お腹がすいて目が覚め、朝食を食べているうちに1日の準備が始まるのです。朝食をきちんと食べることは、栄養面だけでなく、朝の目覚めにも影響するのです。

まずは牛乳やフルーツから

朝食をとったほうがいいとわかっていても、朝ご飯を食べると胃にもたれそうな気がするという人もいるでしょう。そのためブラックコーヒーだけですませている人も少なくないと思います。ご飯やパンにこだわる必要はありません。牛乳でもスナックでも、消化器系を働かせるようなものを食べることから始めましょう。朝のフルーツもよいでしょう。このように、少しずつ食べ物を受けつけやすくしていくのです。これが同時に、朝の目覚めを促進してくれるはずです。

朝のシャワーが血行をよくする

日本では、夜に入浴して温まるというライフスタイルが一般的ですが、若い人の間では朝にシャワーを浴びる人が増えています。

たしかに、全身にシャワーをあてると、多少のマッサージ効果があり、血行が良くなって頭と体を目覚めさせてくれます。

また、シャワーを浴びるとすっきりして、「さあ、今日も始まった」という新たな気持ちになり、睡眠モードから活動モードへ切り替えを促す心理効果も期待できます。

●運動で脳と体を活動モードにする

私たち人間の体温は、深夜から早朝に最低になり、夕方から夜にかけて最高になるまでゆるやかに上昇していきます。体温が上昇する途中で朝を迎え、目覚めます。その段階で体を動かすと体温が上がり、脳と体を活動モードに切り替えるのに効果があります。

1日を自宅で過ごすことの多い人は、朝食の後で軽い運動をすることをおすすめします。ウォーキング、ラジオ体操、ストレッチ体操など、取り組みやすいものを見つけてみましょう。ペットとの散歩も楽しいでしょう。

無理する必要はありません。体が温かく感じられるようになるのを目安に、適度に体を動かせばよいのです。

朝食後、30分くらい経ってから行うとよいでしょう。早朝の屋外運動は、朝の光を浴びながら行えるので、体内時計の調節効果も期待できます。

通勤している人は、ふだん乗車する駅やバス停を1～2つ先まで歩いたり、降車する駅の1～2つ手前で降りて勤務先まで歩く、という方法もあります。

これなら無理なく続けられるのではないでしょうか。

睡眠に効果のある食事法や食べ物は？

よく眠れるようになる〝とっておき〟の食事法や食品などはありません──これが基本です。健康によい食事法として次のことが言われますが、睡眠についても、この2つが原則です。

①規則正しく1日3食をきちんととる

②栄養摂取に偏りがないように、いろいろなものを食べる

①の1日3食をきちんと食べることは、体にリズムをつけ、昼と夜のメリハリをつけることになるので、睡眠に好影響を与えます。「規則正しく」ということは、たとえば夜遅くに食事をとる、間食を多くとるといったことを避けることです。

②については、国の指針などが参考になります。

・主食（お米やパンなど）、主菜（肉、魚などタンパク質や脂肪が主）、副菜（野菜など）をバランスよく組み合わせる

・野菜、果物、牛乳・乳製品、豆類、魚なども組み合わせる

不足すると、精神が不安定になる栄養素（カルシウムやビタミンB群など）や不眠の原因となるレストレスレッグス症候群などの病気を招く栄養素（鉄など）がありますが、きちんとした食事をとっていれば、特定の栄養素が不足することはありません。

また、睡眠によいと言われる食べ物があります。たとえば、牛乳です。牛乳にはトリプトファンという物質（アミノ酸の一種）が多く含まれています。この物質は、脳内物質のセロトニンの原料となり、眠りをもたらすと信じられてきました。本当でしょうか。

食品に含まれる有効成分は、当然、微量ですから、「それをとればすぐに眠れる」といった、薬と同じような効果はないと考えてください。「眠れると信じてとる」というのなら、それなりの効用があると思いますが、基本的に薬のような効果はありません。

6-8

夜、快適に眠るための工夫①
——寝酒の習慣はやめる

●日本人の不眠対策は医者よりお酒●

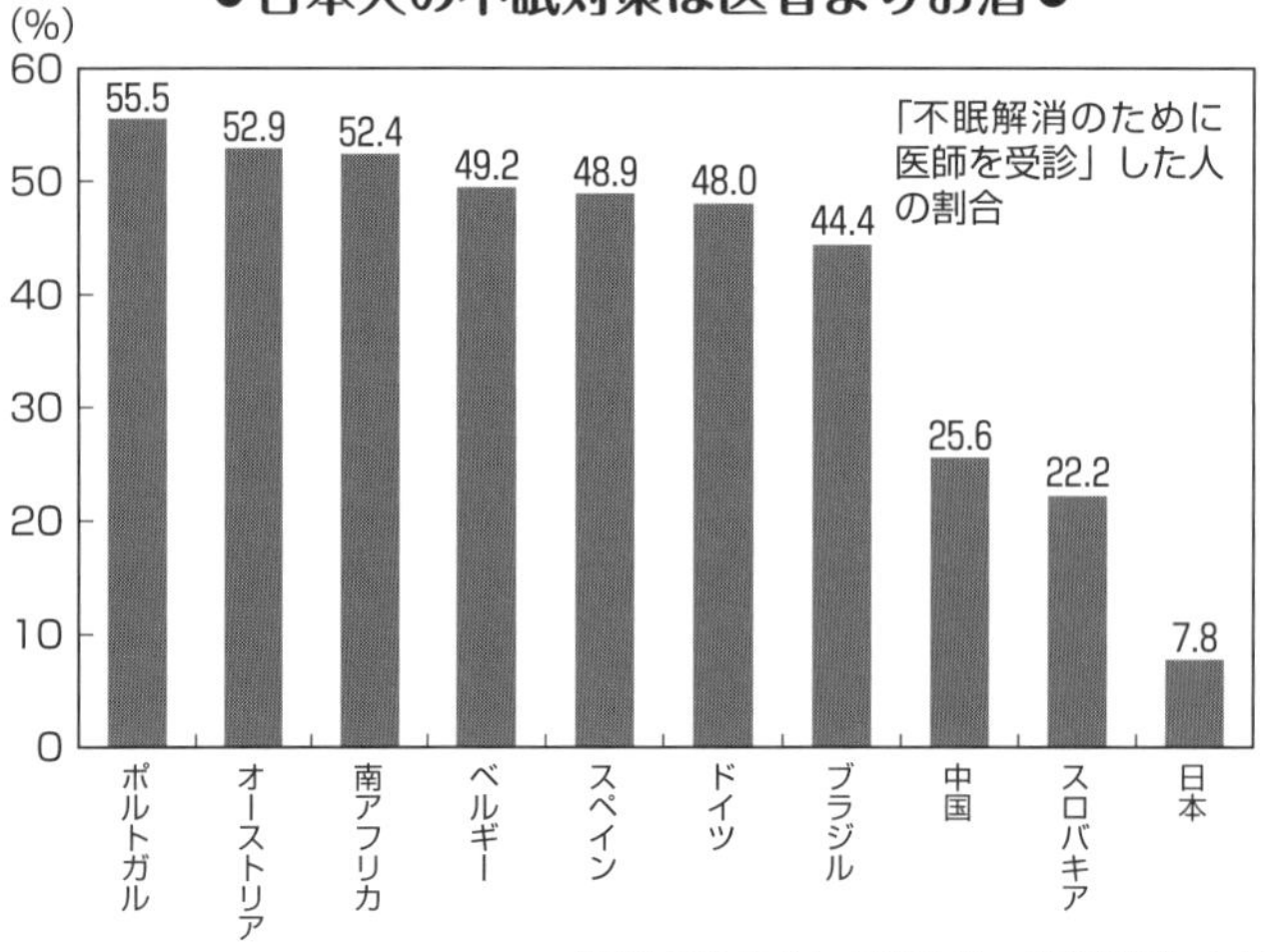

「医学のあゆみ」（内山 真：2003年）より

●お酒では不眠対策にならない

「夜眠れなかったらどうするか」という問いに対して、日本では30％くらいの人がお酒を飲んで対処していることがわかりました。国際的な睡眠調査の結果です（次ページグラフ参照）。この30％という数字は、世界のどの国に比べてもトップになる回答で、他の多くの先進国ではアルコールに頼る平均が10％台前半なのに比べ、倍以上の数値であることに驚かされます。

もう一つ、２０００年に厚生労働省が行った調査があります。「眠れなかったとき、どうやって対処するか」という問いに対して、男性では30％以上がアルコールを飲むという回答でした。国際比較と同じような数字が男性では出ているのです。ちなみに、女性では約10％です。

このように、男性ではかなり多くの人が眠れないときにお酒の力を借りているのです。

アルコールには、緊張をほぐしたり、気分転換ができるリラックス効果があります。眠る前にお酒を飲むと寝つきやすくなり、よく眠れるこ

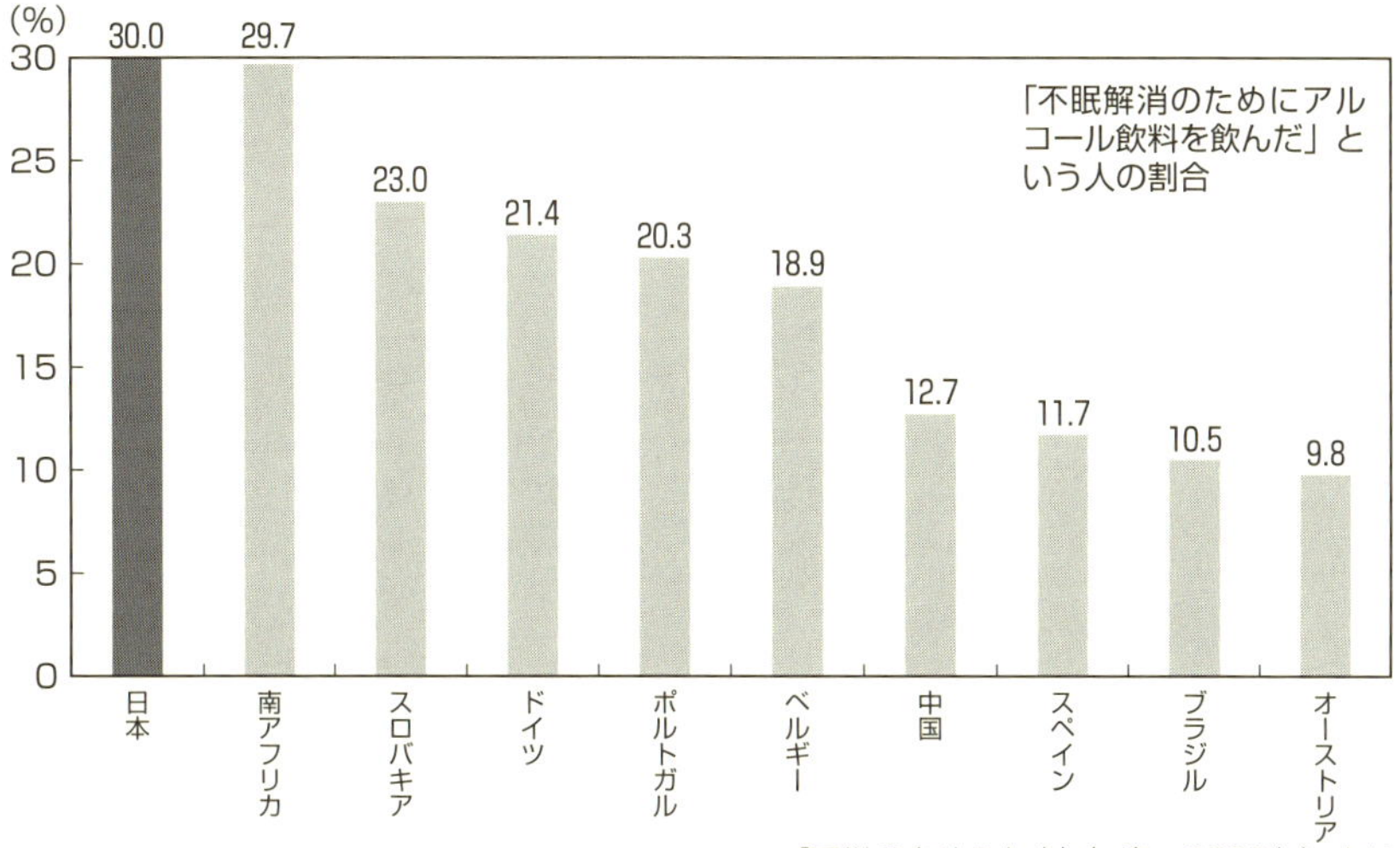

「医学のあゆみ」（内山 真：2003年）より

とも、たしかにあります。

寝酒で中途覚醒が増える

お酒の力で寝ついたものの、そのあとにトイレに行きたくなって目が覚めたり、もう一度眠るのが難しくなったりします。アルコールは体内に入ってから2～3時間で分解されます。お酒の力を借りて眠ることは、無理やり脳を押さえつけて眠らせているわけで、アルコールが分解され、体内から抜けると、眠りは浅い状態になります。

お酒を飲んで熟睡したから目が覚めたと勘違いしている人がいますが、事実はそうではありません。お酒の力を借りて眠っても、そのあとの睡眠の質は悪化しているのです。つまり、お酒は睡眠薬としては不適当なものなのです。

睡眠薬代わりの寝酒は危険

もう一つ、心配なことがあります。

お酒を飲んですぐ眠れるためには、血中のアルコール濃度を一気に上昇させる必要があります。このような飲み方を毎日続けると、急速に慣れが生じて、たくさん飲まないと眠れなくなっていきます。昨日より多くの量を飲まなければ眠れないことになり、肝臓への負担も無視できなくなります。

さらに、眠りの質も悪くなります。寝入りばなの2～3時間はいいのですが、アルコールが分解されたあとは眠りの質がぐんと悪くなり、夜中にしょっちゅう目が覚めたり、覚めないまでも眠りが浅くなる状態になったりするのです。

寝酒の習慣が一度つくと、飲まないと眠れなくなります。さらには、脳自体が変化を受け、アルコールに慣れて、飲んでもなかなか眠れないということにもなってきます。

睡眠薬代わりの寝酒は、お医者さんが処方する薬よりもクセになりやすいものなのです。

もちろん、適量のお酒は、まわりの人とのコミュニケーションを円滑にするうえで役立つことでしょう。夕食時の晩酌は気分転換やリラックスのためにも効果があると思われます。つまり、お酒が悪いわけではありません。眠る直前に飲む睡眠薬代わりのお酒は危険だということを覚えておいてください。

6-9

夜、快適に眠るための工夫②
――夕食後の飲料に注意する

●カフェインは覚醒作用に加え、利尿作用もある

寝つきが悪い場合、ぜひ見直していただきたいのは、カフェインなどの刺激物を寝る前にとっていないかどうか、ということです。

カフェインの代表選手といえば、コーヒーがあげられます。コーヒーを飲むと頭がすっきりするのは、それに含まれるカフェインに覚醒作用があるからです。その仕組みは、脳が疲労してきたという情報が、脳の奥にある睡眠を引き起こす部位に伝わるのをカフェインが妨げ、それで眠気が抑えられるからです。

カフェインの作用は、摂取してから30分ぐらいで効き始め、4～5時間は持続します。したがって、ふだん午前0時に寝る人が、夜8時以降にコーヒーを飲むと、いつもどおりに寝床に入っても、寝つきだけでなく、眠りの質にも影響することになります。夕食後にコーヒーなどカフェインを多く含むものは口にしないほうがよいでしょう。

もう一つ問題があるのは、カフェインには利尿作用があることです。飲むと尿意を促す回数が増えます。寝床についたあとにこの作用が効いてくると、夜中にトイレに行くために起きる原因となることがあります。

●コーヒー以外の飲料にも注意

疲れが残っているということで、夜眠る前にスタミナドリンクを飲む人がいますが、中にカフェインが入っているものが多々あります。このほかに、紅茶や緑茶、ウーロン茶などもカフェイン飲料です。一時、健康飲料としてブームになったココアやチョコレート、コーラにもカフェインは含まれています。

カップ1杯に含まれるカフェイン含有量はコーヒーがもっとも多いのですが、そのほかの飲料でも何杯もお代わりすれば、カフェインを多量にとることになります。また、同じ種類の飲料でも、淹れ方によって含有量が変わってきます。コーヒーは豆の種類、焙煎の仕方によっても違い、ドリップしたものとインスタントでも異なります。

アメリカでの調査によると、コーヒーチェーン「スターバックス」のエスプレッソコーヒーのカフェイン含有量はショートサイズで250ミリグラムあり、標準的なコーヒーの110ミリグラムに比べて、倍以上あることがわかりました。インスタントコーヒーのカフェイン含有量は1杯75ミリグラムですから、これにくらべると3倍のカフェインが入っていることになります。

夜、温かい飲み物を口にすると、ほっとしてくつろぐことができます。寝床につく前に飲むものとしては、カフェインが含まれていないものを選びましょう。ホットミルク、お茶なら、ほうじ茶やハーブティーのようなものがよいでしょう。

●カフェイン含有量の比較●

コーヒー1杯（標準的）	110mg
コーヒー1杯（インスタント）	75mg
スターバックス（short）	250mg
スターバックス（tall）	375mg
スターバックス（grande）	550mg
紅茶1杯	40～60mg
コーラ	36～46mg

Etherton & Kochar, Arch Fam Med 1993

6-10 夜、快適に眠るための工夫③
──眠る前のタバコはやめよう

●喫煙には覚醒効果がある

喫煙は、本人はもちろん、周囲にも害を及ぼすことがわかり、喫煙者への風当たりも強くなったせいか、日本人の喫煙率は年々減少しています。平成20年度に厚生労働省が発表した数値をみると、成人の喫煙率は21・8％です。

それでも性別、年齢別に見ていくと、男性で4割弱、女性で1割弱の喫煙者がいます。とくに40代の男性は51・9％で2人に1人がタバコを吸っていることになります。

喫煙者にとってタバコはリラックス効果をもたらす側面もあるので、一服してから寝床につきたいという気持ちもよく理解できます。

けれども、喫煙には覚醒効果があります。

タバコの主成分であるニコチンは、肺から吸収され血液に溶け込んで全身を巡りますが、そのとき交感神経の働きを活発にし、血圧の上昇、心拍数の増加をもたらします。

さらに、ニコチンは、脳に対して覚醒効果を持ちます。このため、寝つきを悪くすることがあるのです。

タバコを吸う人たちは、リラックスのためだけでなく、仕事の途中で眠くなったり、頭がぼーっとしたりしてくるのを覚ます目的で喫煙することも多いでしょう。つまり、覚醒効果を期待しているわけです。

タバコをたくさん吸う背景には、無理な仕事のスケジュールで睡眠不足になっている場合もあります。こういう時にはカフェイン飲料も多くとります。日中の眠気をニコチンとカフェインで無理やり覚ましているのです。

寝る1時間前にタバコを吸うと、交感神経の働きが活発になり、寝つきにくくなります。眠りにつく前のたばこは睡眠によくない影響をもたらすのです。

●呼吸器への影響が不眠の原因になることも

喫煙は、肺や気管支にも悪影響を与え、息苦しさや咳、痰、のどのいがらっぽさ、口の中の不快感などを招くこともあります。どの症状も寝つきを悪くし、中途覚醒を起こしやすくします。

このように、タバコによって引き起こされる体の不調が眠りを妨害することもあるので、眠りのためには禁煙が望ましいといえます。

喫煙の習慣のある人にとって、今すぐの禁煙は難しいかもしれません。せめて寝床につく1時間以上前にはすませることをおすすめします。枕元に灰皿を置き、床に入ってから寝タバコをするのは、睡眠にとってはもっともよくない習慣です。

6-11 夜、快適に眠るための工夫④
──パソコンやゲームがすべての原因か

●子どもの寝不足は、親の責任

睡眠不足をひき起こす原因の一つとして、最近取り沙汰されているのが、就寝前のテレビやパソコン、ゲームです。画面の光が見ている人を興奮させるため、寝つきが悪くなるといわれています。

夜遅くまでパソコンやゲームに向き合い、その結果、朝起きることができない。これは自分の意思で、睡眠を削っても楽しみを優先させるために起こる睡眠不足です。テレビやパソコン、ゲームそれ自体とはなんら関係がありません。大人なら、時には睡眠より自分の楽しみを優先してもよいでしょう。しかし、子どもの場合は異なります。じゅうぶんな睡眠は成長期の子どもの心身に重要です。それを、子どものやりたい放題にさせ、夜遅くまでパソコンやゲームに熱中させるのはしつけのうえで良いことではありません。体内時計のリズムがくずれやすくなり、睡眠障害を起こす可能性があるからです。

子どもの生活習慣の乱れは、親のしつけの悪さがひき起こす問題です。夜遅くまでパソコンやゲームをさせないこと、時間を決めること、夜は早く寝て朝は決まった時間に起きるという生活のリズムをつくることが必要です。朝、子どもが眠っている部屋のカーテンを開け、太陽の光を入れましょう。そうすることで体内時計がリセットされます。

パソコンやゲームはすべて悪いように言われがちですが、私たちが中学生の昭和40年代には深夜放送があり、これを聞くために起きていることがよくありました。深夜放送が中高生の生活をむしばんでいるとよく言われたものです。やっていることは違っても、子どもの行動パターンは実は変わっていないのです。

7章

認知行動療法から睡眠薬まで 不眠の治療法

7-1

薬を使わず不眠症を治したい
——認知行動療法による対処法

自分の睡眠に100％満足している人は、少ないでしょう。「睡眠不足なのでは」「睡眠時間が足りないのでは」などと、なんらかの不満を持っている人が多いと思います。それでも日中すっきりと生活できていれば、それは満足すべきレベルと考えましょう。

昼間に眠気を感じる場合は、まず、睡眠不足を考えてください。休日に昼まで眠っていないと疲れが解消できない、眠くて朝がつらいなどの問題がある場合も、平日の睡眠習慣について見直す必要があります。

夜にある程度の睡眠時間を確保しているのに、昼間の眠気がとても強く、仕事や勉強にさしつかえる状態が続くようなら、一人で悩まず医師に相談することをおすすめします。背景にいろいろな病気が隠れていることがあるからです。病気があれば、その治療が必要です。そして当然ながら、治療がうまくいけば日中の眠気も解消できます。

夜、寝床についても眠れず、日中に調子が悪い不眠症も、苦痛があまりひどくならないうちに医師の診察を受けるほうがよいでしょう。

軽症なら、睡眠薬を使う前に、不眠を引き起すような生活習慣や考え方を変え、不眠を改善していく対処法があります。認知行動療法といわれるもので、刺激制御療法、睡眠制限療法などがあります。

認知行動療法は、それまで睡眠薬を飲んでいた人が、薬の量を減らしたり、飲まなくても安定した眠りが得られるようにするためにも効果があります。

対処法1

刺激制御療法

●眠くなるまで、寝床につかない

不眠になりやすい人、不眠が続いている人は、定刻どおりに寝床に入る習慣を改め、「眠くなるまでは寝床につかない」「眠くなってから、寝床に入る」ということを原則にしましょう。寝床につく時刻を決めても、不眠の解消にはならず、むしろ眠れなかったらどうしようという心配を膨らませてしまうことがあるからです。

私たちの体は、朝起きて日の光を浴びてから14～16時間で眠りの準備が始まり、それから1～2時間後に眠気が強くなります。このときに寝床につけばスムーズに眠ることができるのです。眠れるのは、寝床に入るからではなく、体内時計による眠りの準備が整ったから、ということをよく覚えておきましょう。

不眠に悩んでいる人は、この眠りの準備が整う前に寝床につく傾向があります。睡眠時間や就寝時刻にこだわるより、眠気そのものの感覚を大事にしてください。だるさやぼーっとした感じ、何となく暖かい感じなどを伴っていることが多いと思います。その感覚に従うことが不眠解消の基本です。眠くもないのに、寝床に入るのはやめましょう。

●眠くなるまで、寝室に行かない

不眠が慢性化すると、「寝床についても眠れない」ということが頭から離れなくなります。「寝床につく↓眠れない」という強い連想、つまり条件づけができてしまうのです。このため、寝床につくことでかえって不安が増してしまうということが、毎晩、繰り返し起こり、ますます深みにはまっていきます。

眠ろうとする行動が、不眠を招いてしまうのです。こうした悪循環を断ち切るためには、「眠くなければ寝床に入らない」に加えて、「眠くなければ寝室にいかない」というところまで徹底することが効果的です。

ふとんやベッド、場合によって寝室は、眠ること以外には使わないようにします。こうすることで、寝床に入って眠れないで苦しむというつらさから解放されていくはずです。

ワンルームで生活している場合はベッドの上で過ごすこともあるかと思いますが、眠るまではしっかり電気をつけて、横にならないなどメリハリをつけることが大事です。

●つらくなるまで我慢しない

寝床について眠れないまま20分が経過したら、寝床から離れ寝室を出ましょう。寝床の中でじっとして「眠れなくてしかたない」と悩む時間は20分が限界です。これ以上悩み続けると、頭が冴えて、寝室を出るくらいでは寝つけなくなる恐れがあります。

悩んでいるときは時間が長く感じられますから、必ずしも20分まで我慢することはありません。「つらいなあ」と感じたら、すぐに別の部屋に移りましょう。あるいは電気をつけて、テレビを見たりラジオを聴いたりしましょう。

別の部屋に行ったら、リラックスを心がけます。心地よい音楽を聴くのもよいでしょう。眠れないことをできるだけ意識せず、ゆったりとくつろぎましょう。そうしているうちに眠くなったら、寝室に戻り寝床につきます。それでも眠れなかったら、再び寝室を出て、リラックス・タイムを持ちましょう。すんなり眠れないうちは、あせらず、同じことを何度も繰り返します。重要なのは、寝室に行き寝床につくタイミングと、寝つくタイミングを一緒にすることです。

眠れなければ眠れないなりに、「まあ、いいか」と受け止める。こうしたゆとりが、長い目で見ると、不眠症から抜け出すのに大切なことなのです。

●いつもどおりに起床する

いつもは7時間寝ているのに、その日は寝つきが悪く5時間しか眠れなかった場合にも、翌朝はいつもどおりに起きて日の光を浴びましょう。何時間眠れたかにかかわらず、平日も休日も定刻に起床して、太陽の光を浴びること。実は、それが寝つきを安定させるコツなのです。

日中に眠くなっても、長時間の昼寝は避けましょう。午後の眠気は体内リズムと関係して起こるものですから、うまくやり過ごすことが大切です。

国によっては、昼寝（シエスタ）をとる習慣があるように、昼寝は眠気を散らし、気分をリフレッシュして疲れを軽くするのに役立ちます。しかし、とり方が不適切だと、起きた後まで眠気が残ったり、夜の睡眠にマイナスに作用したりします。

昼寝は、「昼食から午後3時までの時間帯に、寝るのは30分以内」が大原則。午後3時以降の

●刺激制御療法による不眠の改善●

5つのルールでぐっすり眠れる

1

眠くなってから寝床につく

眠くないのに寝床についてはいけない

2

眠る以外の目的で寝床の上で過ごさない

読書をしない。テレビを見ない。ものを食べない。嫌なことがあったからという理由で寝床に入らない。セックスに使用した場合にも、眠くなかったら1度寝床から離れる

3

10分以上（60歳以上の場合は20分以上）入眠できなかったら、寝床を離れる

リビングルームなどで自分なりにリラックスを心がける。眠気を感じたら再び寝床につく

4

毎日同じ時刻に起きる

何時間眠れたかにかかわりなく、平日も休日も同じ時刻に起床し、すみやかに太陽にあたる

5

日中は眠くなっても3時以降は昼寝をしない

昼寝は夜の寝つきを悪くするので、避けましょう。

この時間帯に昼寝をしないようにするのが、「3時のおやつ」です。お菓子などで脳にエネルギーを与えたり、お茶やコーヒーを飲んでカフェインをとったりすることは、午後の眠気対策として理にかなっています。

対処法2

睡眠制限療法

●眠れないなら、眠らない

不眠になると、「眠りを確保しなければ」という思いに駆られて、寝床の中で長く過ごすようになりがちです。しかし、寝床についている時間と、体と脳が要求する睡眠時間とのギャップが大きくなると、寝床の中で眠れないでいる時間が増えてきます。つまり睡眠の質が悪くなるのです。夜中に何度も目が覚めたりして、熟睡感が減っていきます。

逆に言うと、寝床にいる時間と身体や脳が必要とする睡眠時間とのギャップを減らすことができれば、苦しむ時間も減ってきます。そして熟睡感がないというつらさから逃れることができるようになるのです。

まず、1週間の睡眠日誌をつけましょう（詳しくは本章4項参照）。

寝床についた時間と寝床から離れた時間から、ふとんの中にいた時間（床上時間）を計算します。次に、実際に眠れた正味の睡眠時間を出します。この2つの時間の差が大きいときは、寝床にいる時間を減らすことによって、床上時間を正味の睡眠時間に近づけます。

たとえば、夜11時に寝床について朝7時に寝床から離れる人の床上時間は8時間です。その間、実際に眠った時間が6時間半だとします。これで日中支障なく活動できるのなら、この人にとって必要な睡眠時間は6時間半です。

もしこの人が「夜中に目が覚める」「熟睡感がない」などという不快感があるのなら、いつもより遅くまで起きているか、あるいは朝に寝床から離れる時間を早めるなどして、床上時間を6時間半に短縮します。一例ですが、寝床につく時刻を1時間遅らせて夜12時とし、寝床から離れる時間を30分早めて6時半とします。これで床上時間と睡眠時間が一致し、夜中に目覚めることが減り、熟睡感が得られます。

睡眠日誌をつける余裕がない場合は、50代くらいまでの人だったら6時間を目安にしてみます。自分は短めだと感じたら最初は5時間半くらいをメドにしてもいいかもしれません。これでもし睡眠不足を感じるようなら、少しずつ長くしていけばいいのです。

このような方法で床上時間を調整しながら、睡眠に満足できる就床時間と起床時間を割り出します。寝つきもよく熟睡感が得られるようなら、15分ぐらいの単位で就床時間を早めていくと、長く眠れるようになります。

長く寝床に入っているのに熟睡感がなかったり、眠りが浅かったり、夜中に目が覚めるということを経験している人は、睡眠時間を短くしたらもっとつらい思いをするのではないかと心配するかもしれません。けれども、実は反対なのです。もう少し眠る時間ができたらなぁと考えているくらいが一番いいと思います。自分に必要な分しか眠らない、自然な眠りにつきあうだけだと決めておけばよいのです。

対処法3

光療法と生活の工夫

●目覚めたら日光を取り入れよう

不眠で悩んでいるときは、朝起きることがつらくなりがちです。そこを何とか踏ん張って、少しずつ早起きを心がけましょう。

私たちの脳の中にある体内時計は、起きて朝の光を認識した時刻から14～16時間くらいで眠くなるように仕組まれています。早起きを習慣づけることができれば、徐々に寝つきも安定してきます。つまり、早起きを実践すると、寝つきがよくなってくるのです。

ですから、目覚めたら、ただちに朝の光を浴びましょう。

体内時計は、私たちの生体機能を1日の昼夜のリズムに合わせてコントロールしています。時間がまったくわからない環境にいても体の中で約1日のリズムを刻み、朝起きたら活動し、夜には休息に向かわせるという一定のリズムを作っているのです。

この体内時計は、24時間ではなく、もう少し長い周期をもっています。24・5時間くらいと考えられています。私たちは、毎日、30分ほど時計を進めて24時間にリセットしているのです。日光を浴びると、視神経を通じて脳内に情報が伝えられ、体内時計が朝または夜を認識してリセットするのです。

よく、休日には目覚ましをセットせず、平日の寝不足を補うという人がいます。たしかに、「よく眠った」「体が休まった」と実感できます。けれども、昼頃まで寝床にいるとなると問題が生じます。寝坊をすると、日の光を浴びる時刻が遅くなります。体内時計のリセットも後ろにずれるため、夜、眠るための準備に入る時刻も遅れてしまうのです。したがって、寝つきに自信のない人は、休日に起きる時刻もできるだけ平日と同じように保ちましょう。少なくとも、いつも起きる時刻より2時間以上遅らせないことです。平日の朝の目覚めの良さに違いがでます。

●明るい光で体のリズムを改善する

睡眠の時間帯が遅いほうにずれて、朝起きられずに社会生活に不都合を生じる睡眠相後退症候群などを改善するために、光を使って体内時計を調整するのが「高照度光療法」です。２５００ルクス以上の照度を、早朝に不眠症の人に当てていくのです。

不眠症の人は、多数の蛍光灯を並べた高照度光照射装置の前に座って、光源を見つめます。全体の照射時間は、症状によって数十分から数時間程度の幅があります。

起床したときに太陽の光に匹敵する光を認識すると、体内時計は朝がきたと察知して活動モードに入ります。ここからおよそ14～16時間後に眠りの準備が始まるのです。

実際、早朝にこの治療法を続けると、寝つく時刻が次第に早くなっていきます。

逆に夕方から夜にかけて強い光を浴びると寝つく時刻は遅くなります。普通の人より夜早く眠くなってしまい、夜明け前に目覚めてしまう睡眠相前進症候群の人にはこの方法がとられます。

「高照度光療法」は不眠症の症状によって使いわけられます。

7-2 睡眠薬について知っておきたいこと
——誤解や偏見に惑わされないために

不眠症は、生活習慣や加齢による体の変化など、さまざまな原因で起こります。不眠の治療は、生活習慣の改善が重要ですが、それだけですぐに治るというわけではありません。そこで、まずつらい症状をとるために、睡眠薬を使う治療が行われます。

睡眠薬というと、副作用を心配する人もいますが、適切に使えば、安全に治療することができます。まずは睡眠薬について正しい知識をもちましょう。

●睡眠薬についての誤解や偏見を解消する

睡眠薬はあいかわらず怖い薬と思われているようです。「睡眠薬なんか飲んでいると、認知症になってしまう」「癖になってやめられなくなる」「怖い副作用がある」といったイメージを抱いている人は少なくないでしょう。睡眠薬での自殺や睡眠薬の乱用による問題を想起する人もいるかもしれません。

睡眠薬を処方する医師からの説明が不十分だと、この種の間違ったイメージをもったまま睡眠薬を飲むことになります。睡眠薬に対する恐怖感があると、「眠れるなら飲みたい」「飲んで眠りたい」という気持ちと、「でも怖いから飲みたくない」という意識がせめぎ合って八方ふさがりの状態になります。そのためによけいに苦しんでいる患者さんが非常に多くいるのです。

睡眠薬への恐怖心が強いために、きちんと治らないうちに自分で飲むのを中断し、そのせいで不眠が悪化したり、医師の指示を守らずに服用して効果が得られず長期化するケースもあります。

たしかに、いまから30年以上も前に使われていた睡眠薬には、薬がだんだん効かなくなる、薬がやめにくい、間違って多く服用すると生命に危険があるなど、危険な欠点をもつものがあったことは事実です。けれども、最近使われている睡眠薬は、用量を守って正しく使えば、重大な副作用はなく、安全性も高いことが担保されています。

●20～30人に1人は睡眠薬を使用

睡眠薬を使用する人は、日本人（成人）では20～30人に1人の割合でいます。意外に多いと感じるかもしれませんが、先進国ではだいたい同じような数値がでています。

現在もっともよく使われている睡眠薬は、脳の活動を鎮めるベンゾジアゼピン受容体に作用する物質です。ベンゾジアゼピン受容体作動薬と総称されています。

ベンゾジアゼピン受容体作動薬の中には、脳の鎮静作用に加え、筋肉をほぐす作用や不安を抑えるような安定剤的作用をもったベンゾジアゼピン系睡眠薬*と、安定剤的作用を弱めた非ベンゾジアゼピン系薬物があります。

ベンゾジアゼピン受容体作動薬は、精神安定剤から派生した薬で、医師から「安定剤型の睡眠薬」、あるいは「睡眠導入薬」と説明されることも多いと思います。

この薬には、認知症を引き起こす作用はありません。多量に服用したり昼間に服用したりというように、乱用すれば依存症になる可能性はありますが、不眠治療のために適正な量を適正な方

▼ベンゾジアゼピン系睡眠薬

1960年以降に導入された新しい睡眠薬の一種。大脳辺縁系や視床下部に作用する。副作用が少ないこともあり、精神安定剤としてよりも不眠治療薬として使われる薬剤も多い。

法で服用すれば、常用しても依存症になる可能性は少ないと考えてよいでしょう。

誤解や偏見は決してよい結果をもたらしません。効果と副作用についてよく知ることが、よい結果をもたらすのです。

●睡眠薬の種類

かつて、不眠の治療では「バルビルーツ酸系*」と呼ばれる睡眠薬が主流でした。この薬は効果が非常に高いのですが、使っているうちに量を増やさないと効かなくなったり、呼吸が抑制されるなど、安全面で大きな問題がありました。睡眠薬自殺に使われたのもこうした古い薬です。

これに対して、現在、主に用いられているベンゾジアゼピン受容体作動薬は、自然な眠気を起こし、〝慣れ〟や副作用が少なく、安全性の高い薬です。効果的には、「鎮静催眠作用」と「安定剤的作用」があります。

さらに最近、メラトニン受容体作動薬という眠るための体の態勢を直接整えてくれる薬が使われるようになりました。この薬は直接的に脳の活動を抑える作用をもっていないため、鎮静作用にもとづく副作用がないのが特徴です。

●睡眠薬の選択方法

現在もっとも使われているベンゾジアゼピン受容体作動薬を中心にお話をします。

不眠症には、「入眠障害」「中途覚醒」「早朝覚醒」と、これに伴う「熟眠障害」の4タイプがあります。それぞれの症状に適した睡眠薬についてみていきましょう。

▼バルビルーツ酸系睡眠薬

睡眠薬の一種。現在用いられている睡眠薬の多くがベンゾジアゼピン受容体作動薬で、バルビルーツ酸系が用いられることはほとんどない。バルビルーツ酸系の作用は強力であるが、大量の服用には危険が伴う。

●睡眠薬の選び方●

睡眠薬は、不眠症のタイプや不安の強さ、患者さんの年齢などに応じて、下記のように使い分ける。

入眠障害の場合		
症状	不安が強い、肩こりや頭痛がある	不安が強くない、お年寄り
効果の狙い	鎮静催眠作用の作用時間が短く安定剤的効果がある薬を使う	鎮静催眠作用の作用時間が短く安定剤的効果が弱い薬を使う
使用する薬	トリアゾラム、ブゾチゾラムなど	ゾルピデム、ゾピクロンなど

中途覚醒、早朝覚醒の場合		
症状	不安が強い、肩こりや頭痛がある	不安が強くない、お年寄り
効果の狙い	鎮静催眠作用の作用時間が長く安定剤的効果がある薬を使う	鎮静催眠作用の作用時間が長く安定剤的効果が弱い薬を使う
使用する薬	フルニトラゼパム、エスタゾラムなど	クアゼパムなど

寝つきが悪い「入眠障害」には、眠りに入るときだけに効き目がある、鎮静催眠作用の作用時間が短い薬を使います。また、不眠に対する不安が強い人や、肩こり、頭痛のある人には、安定剤効果のある薬を使います。

不眠に対する不安が強くない人や、夜中にトイレにいくときに転倒する恐れのあるお年寄りなどには、安定剤的効果の弱い薬を使います。筋肉をほぐす作用の少ない、安定剤的効果の弱い薬を使うことで、脱力による転倒を防ぎます。

夜中に何度も目が覚める「中途覚醒」や、早くに目が覚める「早朝覚醒」のある場合には、朝まで効果が持続するように、鎮静催眠作用の作用時間が長い薬を用います。

入眠時間と同じように、不安が強い人や、肩こり、頭痛のある人には安定剤的効果のある薬を、不安が強くない人やお年寄りには安定剤的効果の弱い薬を使います。

「熟眠障害」の場合は、どのような症状が強いかを見きわめたうえで、適切な薬が選択されます。

●睡眠薬について医師に聞いておくべきこと

まず、自分が飲む薬の名前は何か、はっきりと聞いておきましょう。次に、効き目がどのくらいの時間続くのかも必ずおさえておきたい点です。

さらに、処方された薬の副作用について尋ねておきましょう。薬の副作用は、年齢によって違います。とくに年をとると副作用が出やすくなります。一般論だけでなく、あなたにとって起こりやすい副作用について質問しておきましょう。

ほかの薬を飲んでいる人は、医師にそのことをきちんと話しておくことが必要です。場合によっては、片方の薬が効かなくなったり、効きすぎたりすることがあるからです。

7-3

睡眠薬の上手な使い方・正しい飲み方
——守るべきこと、やめるときの注意点、副作用の知識など

現在不眠の治療に使われている薬は、昔の睡眠薬と違い、比較的安全な薬です。大衆薬として薬局で買えるもの、不眠に効果のある健康食品なども出てきました。

それでも、自分の判断で用量を減らしたり、増やしたり、あるいは突然服用をやめるのはとても危険です。

医師から処方されたものは医師の指示に従い、大衆薬などは注意書きをよく読んで、正しい飲み方をしましょう。

●医師の指示どおりに飲む

医師に指示された用法や用量を守ることは、すべての薬の基本ですが、睡眠薬もまったく同じです。指示より多い量を飲むのがよくないのはもちろんですが、量を減らしたり、飲むのをやめる場合にも、医師にきちんと相談する必要があります。薬に慎重なのは悪いことではありませんが、急に減らしたり、中断したりすると、不眠の悪化につながることもあるからです。

睡眠薬には、効果が持続する時間の長さによって（超）短時間作用型、中間作用型、長時間作用型の3種類があり、睡眠障害のタイプ別に使い分けられます。

入眠障害には、（超）短時間作用型あるいは短時間作用型の薬。中途覚醒、早朝覚醒、熟眠障

害には、中間作用型、長時間作用型の薬が処方されます。中間作用型、長時間作用型の薬は、服用を始めた晩からぐっすり眠れる用量を使うと、1週間から10日後には作用が強すぎてしまうことがあります。そこで、最少量から使うことになっています。

薬を飲む前でも、すでに飲んでいる最中でも、疑問や不安があれば、率直に医師に相談しましょう。薬について理解することは、とても重要です。睡眠薬を飲み始めて気になる症状が出た場合には、副作用ということも考えられるので、必ず医師に伝えましょう。

●薬を飲んだら寝床につくことが原則

睡眠薬を恐れるのとは反対に、睡眠薬に期待しすぎるのも禁物です。たとえば、体が眠る態勢になっていない時間帯に眠ろうとして睡眠薬を飲んでも、寝つくことはできず、ふらつきや記憶の抜けなど好ましくない作用がでることがあります。

睡眠薬は、就寝前に飲むことが大切です。飲んだら30分以内に寝床についてください。睡眠薬が効いていても、そ

●現在よく使われている睡眠薬の4つのタイプと薬品名●

作用時間	一般名	商品名
超短時間作用型	トリアゾラム ゾピクロン ゾルピデム	ハルシオン アモバン※ マイスリー※
短時間作用型	エチゾラム ロルメタゼパム ブロチゾラム リルマザホン	デパス エバミール、ロラメット レンドルミン リスミー
中間作用型	ニメタゼパム ニトラゼパム フルニトラゼパム エスタゾラム	エリミン ベンザリン、ネルボン ロヒプノール、サイレース ユーロジン
長時間作用型	フルラゼパム ハロキサゾラム クアゼパム	ダルメート、ベノジール ソメリン ドラール

（※は化学構造がベンゾジアゼピン系と異なっている薬）

れとわからないことがあるので、寝床についているほうが安全です。薬を飲んだあと長い間起きていると、飲んでからあとのことなどを忘れてしまう記憶障害を起こすことがあります。食事や入浴、トイレなどは、薬を飲む前にすませておきましょう。

必ず守らなければいけないのは、薬は絶対にお酒と一緒に飲まないこと。お酒と睡眠薬を同時に飲むと、両方の効き目が強く出て危険です。たとえば、記憶障害を起こして飲んでからあとのことを思い出せない、意識がもうろうとして知らないうちに変な行動をとる、激しい脱力やふらつきが起こる、といった状態が心配されます。外でお酒を飲んで帰宅した日は、睡眠薬を飲まないようにしましょう。

基本的考え方として、不眠治療中は、寝酒はやめることです。また、女性は、妊娠している可能性があれば、初診のときに必ず医師に伝えてください。

●気になる症状が出たら医師に相談する

現在主に使われているベンゾジアゼピン受容体作動薬は副作用が少ない睡眠薬です。それでも、不眠のタイプに合わない薬を服用したり、不適切な使い方をすると、副作用が現れることもあります。睡眠薬を飲んで副作用が出たら、とにかくすぐに医師に相談することです。

睡眠薬の副作用について、あらかじめ正確に知っておくことも大切です。ほかの薬と同様、どんな副作用があるのか、それが出るとすればどの程度なのかを、医師によく聞いておきましょう。

ここでは、睡眠薬の副作用について簡単に解説します。

▼もっとも古い睡眠薬とは

眠るための物質として、人類が最初に使ったのはアヘンとされています。アヘンは、ケシの実の成分からつくられる麻薬で、今日では、製造や使用は法律で厳格に規制されていることはご存じのとおり。アヘンには神経を鎮める作用があるので、寝つきをよくすることが知られていたのでしょう。

同じように、人類最初の酒であるワインも眠りをよくするものとして利用されていました。

人類初の睡眠薬は、1832年に開発された抱水クロラールという薬で、現在でも脳波検査など一部で使われています。

アヘンやワインが催眠物質として使われたのは紀元前4000年ごろとか。それほどの大昔から、人類は不眠症に悩んでいたのでしょうか。

・朝眠たくて仕方ない・だるい（持ち越し効果）

睡眠薬の効果が翌朝以降まで続いていることが原因で、午前中の眠気やふらつき、脱力感、頭痛、倦怠感などが起こることです。高齢の人ほど出やすい傾向があります。

・体に力が入らない（筋弛緩作用）

安定剤効果のある睡眠薬には、筋弛緩作用があります。体がふらついたり、転びやすくなったりします。夜中にトイレに行くときなどには、注意しましょう。

・薬を飲んだあとのことを忘れる（記憶障害、あるいは健忘）

薬を飲んでから寝つくまでのこと、夜中に目が覚めたときのこと、朝に目が覚めてからのことなどを忘れることがあります。薬を飲んだあと長時間起きていると出やすいので、飲んだら早く寝床につくこと。アルコールと一緒に飲むと特にこの症状が起こりやすくなるので、お酒との併用は厳禁です。

●睡眠薬の主な副作用とその対処法●

	副作用	対処法
持ち越し効果	睡眠薬の効果が翌朝以降も持続して作用するために引き起こされる副作用。作用時間の長いものほど出現しやすく、高齢者ほど出やすい。	睡眠薬を減量するか、作用時間の短いものへの変更を行う。
記憶障害	とくに催眠作用が強く作用時間の短い睡眠薬を多量に使用すると起こりやすい。また、アルコールと併用すると出現しやすい。	睡眠薬は必要最低限の用量とし、服用後はできるだけ早く就床する。
早朝覚醒	超短時間型、短時間型では作用時間が短いために、睡眠薬の効果が消失するために起こる副作用。	作用時間のより長い睡眠薬への変更を考える。
反跳性不眠 退薬症候	使用していた睡眠薬を突然中止したために起こる副作用。作用時間の短い睡眠薬ほど起こりやすい。	睡眠薬の減量・中止は徐々に行う。患者に対しては、自分の判断で薬を中断しない。
筋弛緩作用	作用時間の長い睡眠薬で比較的強く出現し、ふらつきや転倒の原因となる。とくに高齢者でこの作用が強く出やすい。	筋弛緩作用の少ない睡眠薬を使用する。
奇異反応	高用量の睡眠薬を用いた場合や、超短時間型の睡眠薬とアルコールを併用したときに起こりやすいとされている。	睡眠薬は必要最低限の用量とし、アルコールとの併用を避ける。

睡眠障害の診断・治療ガイドライン研究会，内山真編集「睡眠障害の対応と治療ガイドライン」じほう，2002を改変

・早く目が覚めたり昼間の不安が強い（早朝覚醒・日中不安）

朝早く目が覚めてしまったり、日中に不安感が強くなったりすることです。いずれも、薬の効き目が早めに切れることが原因です。

服用をやめるときに出る副作用についても知っておく

長く睡眠薬を飲み続けた場合、薬を急にやめると以下のような副作用が出ることがあります。

・服用前より強い不眠が出る（反跳性不眠）

睡眠薬の使用で眠れるようになったときに、突然、薬をやめると、薬を飲む前よりも強い不眠になることがあります。

・不安や焦燥感が強くなる（退薬症候）

長期間飲み続けていた睡眠薬を突然やめたとき、とくに多い量を長期にわたって飲んでいた場合に、不安や焦燥感、ひどいときには、ふるえ、発汗などの症状が起こることがあります。

薬をやめるときには、医師とよく相談して、徐々に減らしていくことが大切です。

メラトニン受容体作動薬

メラトニンというホルモンは、体内時計の指令により、脳の奥の方にある松果体という部分から夜間にのみ分泌されるホルモンです。血液中のメラトニンを測ることで、体内時計が夜の状態にあるか、昼の状態にあるかを知ることができます。このホルモンはサプリメントなどとして米国では売られていますが、飲んだ時間帯に応じて、体内時計のリズムを早めたり、あるいは遅くしたりする作用があります。少し多い量を飲むと眠たくなります。こうしたメラトニンの睡眠に対する作用は、脳の体内時計にあるメラトニン受容体への作用で起こることがわかっています。

最近になって、このメラトニン受容体に働く睡眠薬が開発されました。ベンゾジアゼピン受容体作動薬と異なって、脳の活動を直接的に鎮める鎮静作用は持ちません。この薬は、体の表面から熱を逃がすのを促し、体の内部の温度を下げ、少し血圧を下げるなど、体全体を眠りにつきやすい夜の状態にすることで自然な睡眠をもたらします。入眠障害に対して効果があり、鎮静作用と関連したふらつきや脱力などの副作用が起こりにくいのが特徴です。

●市販の不眠改善薬の正しい使い方

最近になって、不眠に対する効果をうたう市販薬が販売されるようになってきました。「睡眠改善薬」といった名称で、ドラッグストアや薬店の店頭で売られており、処方箋がなくても手軽に購入できます。

その代表的な薬が、ドリエル（エスエス製薬）です。ドリエルには、くしゃみや鼻水、皮膚のかゆみなどの症状を抑える作用をもつ抗ヒスタミン薬が含まれています。

もともと抗ヒスタミン薬は、アレルギーの薬や風邪薬の成分として使われています。アレルギーの薬や風邪薬を飲むと、副作用として眠気を催すことがありますが、この眠気を催すのが抗ヒスタミン薬なのです。ドリエルは、この副作用を利用して、眠気を誘う薬としてつくられました。

睡眠改善薬は、寝つきが悪かったり、眠りが浅かったとき、一時的に症状を緩和するために使うものと考えてください。慢性的な不眠治療には向きません。不眠が週3回以上あり、1ヶ月以上続いているときには、医師に相談する必要があります。

簡単に手に入るものでも、薬ですから、多くとりすぎると副作用が出る恐れがあります。用量をきちんと守って服用しましょう。子どもや妊娠中、もしくは妊娠の可能性のある人は決して飲んではいけないなど、注意書きをよく読み、正しく使いましょう。

●不眠に効き目のある健康食品も注意して使う

気持ちを明るくする効果のあるものとして、セントジョーンズワート*というハーブを含んだ健康食品が売られています。気分を明るくする作用に加えて、眠りにも効能があるということで使っている人も多いようです。

自然の植物から作られる健康食品ですが、薬と同じような成分が含まれています。植物からとれた物だから安心とは考えないでください。自然界には毒性の強い物がけっこうあるのです。薬と同様、用量を守って使いましょう。経口避妊薬（ピル）や強心薬、気管支拡張剤などを飲んでいる人は、特に注意が必要です。セントジョーンズワートを飲むことで、これらの薬を分解する体内の酵素の働きが強まり、薬の効き目が低下することがあります。右にあげたような薬を飲んでいる人は、医師に相談してから飲むようにしましょう。

▼**セントジョーンズワート**
ヨーロッパ原産のハーブの一種。別名セイヨウオトギリソウ。

●睡眠薬を減らすには？　やめるには？

「いつになったら薬をやめられますか」という質問をよく受けます。

薬をやめる条件は4つあります。①不眠の症状と、その苦痛がなくなったこと、②不眠への恐怖感がなくなったこと、③気持ちに余裕ができたこと、④睡眠薬を減らすことに不安がないこと、です。

つまり、睡眠薬を使って眠りが安定してきたら、やめる準備をしてもいいということです。ただし、自己判断で睡眠薬の服用を突然やめると、逆に強い不眠が起きることがあります。薬の減量は、必ず医師の指示にしたがって適切に行うことが大切です。薬のやめ方には、大きく分けて漸減法と隔日法があり、どちらも薬を少しずつ減らしていきます。

漸減法は、服用を毎日続けながら、薬の量を減らしていく方法です。睡眠薬の量を減らすときには、寝床で過ごす時間を少しずつ減らしながら、つまり、やや遅寝早起きにしながら薬を減量をしていくことが、減量を成功させるコツです。寝床の中で過ごす時間は、最大でも7時間以内にするとよいでしょう。

一方の隔日法は、薬の量を減らしても安定して眠れるようになったら、薬を飲む日を、たとえば1日おき、2日おきというように、徐々に間隔をあけていきます。薬を飲まない日（休薬日）は、眠気が起こるのが遅くなり、いつもと同じ時刻に寝ようとしても眠れなくなることがあります。休薬日は眠気を感じてから寝床に入るようにしましょう。1時間くらい寝床に入るのを遅らせるつもりにすると成功します。

このようにして薬の量や薬を飲む日を減らすと同時に、生活習慣を改善し、睡眠を適切な量に調節していきます。不眠症の人は、寝床の中にいる時間が長すぎる傾向があります。薬を減らしながら寝床の中にいる時間も少しずつ減らしていきましょう。「薬をやめられなくなるのでは」と不安をお持ちの方は、よく医師と相談してください。

7-4

お医者さんに相談するときのために
――適切な治療を受けるために把握しておきたいこと

不眠に苦しんで、いざ「医師に相談しよう」と思ったとき、どこの病院の、どういう科にいけばいいのかわかりにくいところがあります。

一般に、不眠症を専門に看るのは神経科、精神科、心療内科などですが、日本では、いまだに精神科に対する抵抗感や偏見が根強く、内科や外科のように気軽に訪れることはむずかしいかもしれません。このような診療科を持つ医療機関が近くにない場合もあるでしょう。

まずは、ふだん病気を看てもらっている医師に相談してください。不眠の症状やつらさを話せば、生活上のアドバイスや睡眠スタイルの指導、あるいは睡眠薬の処方などが受けられます。比較的症状が軽い場合であれば、不眠のつらさを他人に話して、受け止めてもらうだけでも精神的な負担が軽くなり、改善に向かうことがあります。

不眠は、慢性化すると簡単には解消されないことが多いものです。しばらくの間は、医師のアドバイスを守りながら過ごすことです。

医師の判断で、専門医の診察・治療が必要となったら、適切な病院を紹介してくれます。もし、そのような希望があれば、率直に医師に申し出ましょう。

ケース▼1　かかりつけの医師に話すだけで心が軽くなった

建築設計会社で働く34歳の男性は、半年前に社内でもかなり忙しい部署に配属され、深夜に帰宅することが多くなりました。家に帰ってもすぐに眠れず、2時間ほどリラックスしてから寝床に入るのですが、なかなか寝つけない日が増え、当然、仕事にも支障をきたすようになりました。そんな状態が1ヶ月続き、眠れない苦しみで元気がなくなってしまいました。見かねた妻のすすめで、家の近くの内科の病院にいってみました。診察の結果、不眠症と診断されました。まずは、睡眠薬を処方されることになりましたが、しばらく様子をみて、改善されないようなら、睡眠障害専門の病院を紹介しましょうと、医師から言われました。かかりつけの医師に不安を話すことができ、心は軽くなったそうです。

かかりつけの医師でも、相談する際には、自分の睡眠の状態を客観的に把握しておきましょう。自分の眠りの状態をきちんと伝えることが、適切な治療につながるからです。お医者さんに行く前に心がけておきたいことを、次にまとめました。

●自分の睡眠パターンを知ろう

不眠で医師に相談するときは、あらかじめ、自分の睡眠パターンを整理しておくことが大切です。その場合の要点は5つあります。

①どのような不眠か

寝つけない、夜中に目が覚める、ふだんより早く目が覚める、熟睡した感じがしない、など

②不眠はいつ始まったか

③週に何度くらいあるか

④きっかけは何か

きっかけについては「特になし」でもかまいません

⑤日中に困ることがある

疲れやすい、眠気がある、など

この5つのポイントに沿って、考えてみましょう。そしてメモをとってまとめて、受診するときに持参することをおすすめします。もちろん、医師の問診でいろいろなことを質問されますが、メモがあれば、正確に話すことができます。メモを医師に渡してもよいでしょう（次ページメモ参照）。

医師に伝えるのは、不眠のタイプ、不眠が続いている期間が中心になります。自分の睡眠について気になることは、「これは関係ないだろう」と勝手に判断せず、ささいなことでも医師に伝えます。メモをとりながら、自分の不眠について冷静かつ客観的に振り返って整理するのは、それ自体意味があることだと思います。悩んでいることの中身が明らかになれば、不眠解消への道筋も見えてくるからです。

医師には、「眠れない」という事実や経過だけでなく、「どんなにつらいか」「どのように困っているか」についても遠慮なく話しましょう。

「こんなことを話したら笑われないか」などと考える必要はありません。不眠には心理的な要素も関係しているので、つらさを打ち明けるだけでもプラスに働きます。

●こんなことをお医者さんに伝える●

①睡眠について、どのようなことで困っているか

- 寝床についてもなかなか眠れない（入眠障害）
- 眠りが浅くて、睡眠時間のわりに熟睡した感じがない（熟眠障害）
- 夜中に何度も目が覚め、その後眠れない（中途覚醒）
- ふだんより早く目が覚めてしまい、それから眠れない（早朝覚醒）
- 夕方眠くなり夜明け前に起きてしまう
- 午前2～3時まで眠れず、昼過ぎにならないと起きられない
- 昼と夜が逆転してしまった
- きわめて短時間しか眠れない
- 昼間眠くてたまらない

②①のような症状はいつ頃から続いているか

2～3日前から／2～3週間前から／1か月以上前から

③①のような症状は、週に何回ぐらいあるか

④その他、睡眠に関連して気になることがあるか

いびき、夜中のトイレ、夢、体のかゆみ、足のむずむず感などがあれば、伝える。

●睡眠日誌をつけてみよう

自分の睡眠の状態を把握するためには、睡眠日誌をつけるという方法もあります。基本的に書式は自由です。最低限、就寝と起床の時刻、熟睡した時間帯だけは記録するようにしてください。毎日同じ時刻に7日間連続で記入するのが理想的です。覚えている範囲で結構です。正確に記入しようとするあまり神経質になりすぎると、それがストレスにつながることもあるので、気軽にやってみましょう。

次ページに載せているのは、お医者さんが患者さんに渡している睡眠日誌の一例です。記録することによって、睡眠に関する情報がより詳細になります。

たとえば、中途覚醒で悩んでいる人はその様子について、早朝覚醒で困っている人はその内容を具体的に書きます。

実際に眠っていた時間帯を塗りつぶす、寝床についていたけれど目覚めていた時間帯に斜線を入れる、といったように記入します。

くすりを飲んでいるかどうか、食事時間はいつだったかといった点も、意外に重要なポイントになりますから、記入するとよいでしょう。

記載内容は、詳しいにこしたことはありませんが、詳細すぎると作業が大変です。毎日欠かさず書ける書式を自分で工夫しましょう。

この日誌は173ページで紹介した、睡眠制御療法にも使うことができます。睡眠日誌をつけてみると、それで気づくことが案外多く、睡眠習慣を見直し、軽い不眠を改善したり、不眠を予防したりすることにもつながります。

◆睡眠日誌

日本大学医学部付属板橋病院睡眠センター
(http://www.med.nihon-u.ac.jp/hospital/itabashi/sleep/index.html)

日		午前												午後												気づいたこと
	月	0	1	2	3	4	5	6	7	8	9	10	11	12	1	2	3	4	5	6	7	8	9	10	11	
	火	0	1	2	3	4	5	6	7	8	9	10	11	12	1	2	3	4	5	6	7	8	9	10	11	
	水	0	1	2	3	4	5	6	7	8	9	10	11	12	1	2	3	4	5	6	7	8	9	10	11	
	木	0	1	2	3	4	5	6	7	8	9	10	11	12	1	2	3	4	5	6	7	8	9	10	11	
	金	0	1	2	3	4	5	6	7	8	9	10	11	12	1	2	3	4	5	6	7	8	9	10	11	
	土	0	1	2	3	4	5	6	7	8	9	10	11	12	1	2	3	4	5	6	7	8	9	10	11	
	日	0	1	2	3	4	5	6	7	8	9	10	11	12	1	2	3	4	5	6	7	8	9	10	11	
	月	0	1	2	3	4	5	6	7	8	9	10	11	12	1	2	3	4	5	6	7	8	9	10	11	
	火	0	1	2	3	4	5	6	7	8	9	10	11	12	1	2	3	4	5	6	7	8	9	10	11	
	水	0	1	2	3	4	5	6	7	8	9	10	11	12	1	2	3	4	5	6	7	8	9	10	11	
	木	0	1	2	3	4	5	6	7	8	9	10	11	12	1	2	3	4	5	6	7	8	9	10	11	
	金	0	1	2	3	4	5	6	7	8	9	10	11	12	1	2	3	4	5	6	7	8	9	10	11	
	土	0	1	2	3	4	5	6	7	8	9	10	11	12	1	2	3	4	5	6	7	8	9	10	11	
	日	0	1	2	3	4	5	6	7	8	9	10	11	12	1	2	3	4	5	6	7	8	9	10	11	
	月	0	1	2	3	4	5	6	7	8	9	10	11	12	1	2	3	4	5	6	7	8	9	10	11	
	火	0	1	2	3	4	5	6	7	8	9	10	11	12	1	2	3	4	5	6	7	8	9	10	11	
	水	0	1	2	3	4	5	6	7	8	9	10	11	12	1	2	3	4	5	6	7	8	9	10	11	
	木	0	1	2	3	4	5	6	7	8	9	10	11	12	1	2	3	4	5	6	7	8	9	10	11	
	金	0	1	2	3	4	5	6	7	8	9	10	11	12	1	2	3	4	5	6	7	8	9	10	11	
	土	0	1	2	3	4	5	6	7	8	9	10	11	12	1	2	3	4	5	6	7	8	9	10	11	
	日	0	1	2	3	4	5	6	7	8	9	10	11	12	1	2	3	4	5	6	7	8	9	10	11	
	月	0	1	2	3	4	5	6	7	8	9	10	11	12	1	2	3	4	5	6	7	8	9	10	11	
	火	0	1	2	3	4	5	6	7	8	9	10	11	12	1	2	3	4	5	6	7	8	9	10	11	
	水	0	1	2	3	4	5	6	7	8	9	10	11	12	1	2	3	4	5	6	7	8	9	10	11	
	木	0	1	2	3	4	5	6	7	8	9	10	11	12	1	2	3	4	5	6	7	8	9	10	11	
	金	0	1	2	3	4	5	6	7	8	9	10	11	12	1	2	3	4	5	6	7	8	9	10	11	
	土	0	1	2	3	4	5	6	7	8	9	10	11	12	1	2	3	4	5	6	7	8	9	10	11	
	日	0	1	2	3	4	5	6	7	8	9	10	11	12	1	2	3	4	5	6	7	8	9	10	11	

上段に睡眠覚醒の状態を、下段に矢印で寝床にいたかを記入

ぐっすり眠った

うとうとしていた

ハッキリ目が
さめていた

←→ 寝床にいた、
横になっていた

病歴番号

年　　　月

●不眠になる前の睡眠スタイルを思い出そう

不眠は、他人が思っている以上に、つらく苦しいものです。そのつらさは、おそらく不眠になった人でなければ理解できないでしょう。

そのつらさのためでしょうか、不眠になると、理想の睡眠にこだわるようになります。ぐっすり眠りたいから、午後10時前には寝床につき、朝7時に起きると決める。あるいは、睡眠薬を飲んででも8時間睡眠を確保する、と考えるようになるのです。

熟睡感を得るためには、年相応に眠ることが大切ということを前にもお話ししました。60歳になったら、眠れる時間は6時間ほど。8時間眠ろうというのは無理なことなのです。

お医者さんに相談する前に、不眠になる前の、あなたの睡眠スタイルを思い出してみましょう。

何時に寝床についていましたか?

何時間眠っていましたか?

不眠になる以前は、「眠くなったら寝床に入っていたので、何時に寝床に入るなんて決めていなかった」と答える人もいるでしょう。

ここで大切なのは、不眠になる以前の、日中に元気に活動していた睡眠時間を確認することです。

あなたが60代で、不眠になる以前は6時間睡眠だった。それで日中に元気で活動していたというのなら、お医者さんに相談しながら、もともとの6時間睡眠ができるようにしていきましょう。

●血のつながった人に聞いてみよう

不眠で受診する患者さんの中には、妻や夫と自分の睡眠スタイルを比べて、悩んでいる人が少なくありません。「妻は7時間熟睡できるのに、自分は朝早く目覚めて6時間しか眠れない」とか、「夫は夜10時に寝床につき、すぐに睡眠に入ります。私は夜11時半にならないと眠気が起こりません。夫と同じ時間に寝床につくようにしたところ、なかなか寝つけず、結局夜10時から朝7時まで寝床にいるようになり、熟睡感を得られなくなりました」といったような悩みです。

睡眠スタイルには、いろいろな個性があります。しかも、睡眠の1日のリズムは遺伝子によってかなり違っていることが研究によって明らかになっています。睡眠スタイルの違いは遺伝子が背景になっているのですから、夫婦だからといって同じパターンで眠るというのは難しい問題です。

不眠の診断を受ける際には、あなたの兄弟姉妹がどんな睡眠パターンなのかを聞き、それをお医者さんに伝えるようにしましょう。あるいは、あなたの両親が年をとって睡眠がどう変化したか思い出すのもいいでしょう。その情報は、あなた個人にとって適切な睡眠スタイルに戻すために大切なものなのです。

■内山　真（うちやま　まこと）
日本大学医学部精神医学系　主任教授。

1954年、神奈川県生まれ。80年、東北大学医学部卒業。東京医科歯科大学精神科、東京都多摩老人医療センター精神科などを経て、91年、国立精神・神経センター精神保健研究所精神生理部室長。2000年、同部長。2006年日本大学医学部精神医学系主任教授に就任、現在に至る。その間、92〜93年、ドイツのヘファタ神経学病院睡眠障害研究所に留学、睡眠障害および生体リズムの研究に従事する。1999年より「睡眠障害の診断・治療ガイドライン研究班」班長、2000年より「生体リズム障害研究班」班長、2005年より「こころの健康と休養・睡眠に関する研究班」班長（いずれも厚生（労働）省研究班）。

主な著書に『睡眠障害の対応と治療ガイドライン』（編著じほう）、『睡眠障害—うまく眠るための知恵とコツ』（家の光協会）、『精神疾患における睡眠障害の対応と治療』（中山書店）など。他にNHK「きょうの健康」などマスコミへの出演多数。

名医が教える不眠症に打ち克つ本

2010年12月20日　初版発行

■著　者　内山　真
■発行者　川口　渉
■発行所　株式会社アーク出版
〒162-0843　東京都新宿区市谷田町2-7　東ビル
TEL.03-5261-4081
FAX.03-5206-1273
ホームページ http://www.ark-gr.co.jp/shuppan/
■印刷・製本所　三美印刷株式会社

ISBN978-4-86059-093-2